L'ART DE RÉUSSIR SA RETRAITE

Ce livre est un guide pratique qui offre des conseils concrets et des stratégies éprouvées pour profiter pleinement de la retraite. Que vous soyez déjà en retraite, en préparation ou que la retraite soit encore loin, les conseils et les idées présentés dans ce livre vous aideront à planifier et à vivre une retraite épanouissante et satisfaisante. Préparez-vous à embrasser cette nouvelle phase de votre vie avec confiance et enthousiasme !

Réussir sa retraite est un objectif important pour de nombreuses personnes. Que ce soit sur le plan financier, émotionnel, social ou de la santé, préparer sa retraite de manière efficace peut avoir un impact significatif sur la qualité de vie une fois que l'on quitte la vie professionnelle. Dans cette introduction, nous aborderons quelques éléments clés pour réussir sa retraite, y compris la planification financière, la santé physique et mentale, les relations sociales et la découverte de nouvelles activités enrichissantes.

Tous droits réservés.
Copyright © 2024 by Madiop Auguste DIALLO
ISBN n° : 9798880090006

Dépôt légal : Mars 2024

SOMMAIRE

Introduction : Page 4

Chapitre 1 : Faire la paix avec le concept de retraite… Page 5-9

Chapitre 2 : Planifier sa retraite intelligemment…Page 10-13

Chapitre 3 : Maintenir une bonne santé physique et mentale…Page 14-16

Chapitre 4 : Cultiver ses relations sociales et familiales………Page 17-19

Chapitre 5 : Explorer de nouveaux horizons………Page 19-22

Chapitre 6 : Poursuivre un but et s'épanouir. ………Page 23-26

Chapitre 7 : S'adapter aux changements et aux défis de la retraite…Page 27-29

Chapitre 8 : La transition vers la retraite…Page 30-34

Chapitre 9 : Trouver un équilibre entre activité et repos…………Page 35-39

Chapitre 10 : Une nouvelle étape de la vie…………Page 40-42

Chapitre 11 : Comment réussir sa retraite……Page 43-56

Chapitre 12 : Les secrets d'une retraite réussie……Page 57-59

Chapitre 13 : Les Adieux à la Routine……Page 60-62

Chapitre 14 : La Redécouverte de la Liberté………Page 63-68

Chapitre 15 : L'aspect social d'une vie nouvelle……Page 69-71

Chapitre 16 : Un Nouveau Rôle dans la famille……Page 72-74

Chapitre 17 : La Valeur du Temps………………Page 75-78

Chapitre 18 : L'Ombre de la Solitude……………...Page 79-81

Chapitre 19 : La Question de l'identité……………Page 82-84

Chapitre 20 : Le Goût du Partage…………Page 85-87

Chapitre 21 : Les joies de l'Apprentissage Continu………Page 88-89

Chapitre 22 : La santé, un Nouveau Combat………Page 90-92

Chapitre 23 : Trouver un nouvel équilibre………Page 93-94

Chapitre 24 : Prendre soin de soi………………Page 95-96

Chapitre 25 : Gérer les défis de la retraite……Page 97-98

Chapitre 26 : Réfléchir sur sa vie……………Page 99-101

Chapitre 27 : Vivre pleinement……………Page 102-104

Chapitre 28 : Motivation du retraité………Page 105-107

Chapitre 29 : Le Sports pour les retraités ? ………Page 108-111

Chapitre 30 : Transmission du Savoir-faire………Page 112-117

Conclusion………………Page 118

Biographie……………Page 119

Introduction :

La retraite est une période de transition majeure dans la vie de chaque individu. Après des années consacrées au travail, la retraite offre la possibilité de profiter de la liberté et du temps libre. Cependant, une retraite réussie ne découle pas seulement de la chance, mais nécessite également une planification stratégique. Dans ce livre, nous allons explorer les différentes facettes de la retraite et fournir des conseils pratiques pour vivre une vie épanouie après le travail.

Lorsqu'on aborde le sujet de la retraite, il est souvent question de préparation financière et de planification. Cependant, une retraite réussie ne se limite pas aux aspects financiers. Elle englobe une vision plus large, où le bien-être physique, émotionnel, mental et social joue un rôle central. Une retraite réussie consiste à s'engager dans une transition épanouissante vers une nouvelle phase de la vie, où la liberté, la découverte, la croissance personnelle et l'épanouissement devraient être des objectifs majeurs.

Une retraite réussie repose sur divers éléments, notamment la préparation financière, la santé physique et mentale, l'engagement social, l'épanouissement personnel et la satisfaction. En abordant cet aspect important de la vie avec perspective et intention, on peut tirer profit de cette période pour s'épanouir pleinement et apprécier de nouveaux horizons.

Dans cette introduction, nous explorerons les différents aspects qui contribuent à une retraite réussie. De la planification financière à la promotion de la santé physique et mentale, en passant par l'engagement social et les nouveaux centres d'intérêt, nous examinerons les clés pour appréhender la retraite comme une opportunité d'épanouissement et de découverte.

Chapitre 1 : Faire la paix avec le concept de retraite

Faire la paix avec le concept de retraite peut être une transition complexe, mais il existe des moyens de l'aborder de manière positive. Voici quelques conseils pour aider à aborder la retraite de manière saine :

1. Redéfinir ses priorités : Prenez le temps de réfléchir sur ce que vous voulez vraiment de cette nouvelle phase de vie. Identifiez de nouveaux objectifs, passions ou activités auxquels vous souhaitez consacrer votre temps.

2. Accepter le changement : La retraite marque un changement majeur de routine. Il est important de reconnaître et d'accepter ce changement, tout en ajustant vos attentes et perspectives pour cette nouvelle étape de vie.

3. Explorer de nouveaux centres d'intérêt : Découvrez de nouvelles activités, loisirs ou projets qui vous passionnent. La retraite peut offrir l'opportunité d'explorer des domaines qui vous ont toujours intéressé, mais pour lesquels vous n'aviez pas eu le temps auparavant.

4. Maintenir des liens sociaux : Restez connecté avec vos amis, votre famille et d'autres personnes. Trouvez des moyens de rester socialement actif pour entretenir des relations significatives.

5. Prendre soin de soi : N'oubliez pas de vous accorder du temps pour prendre soin de votre bien-être physique et émotionnel. Cela peut inclure la pratique d'activités physiques, la méditation, la lecture ou d'autres moyens de détente.

En fin de compte, faire la paix avec la retraite implique souvent de se réajuster et de trouver de nouvelles sources de sens et d'épanouissement dans cette nouvelle phase de vie.

- Explorer les différentes perceptions de la retraite
- Reconnaître et surmonter les peurs et les appréhensions liées à la retraite
- Cultiver une vision positive et constructive de cette nouvelle étape de la vie.

Faire la paix avec le concept de retraite peut être un processus personnel important pour de nombreuses personnes. Voici quelques suggestions pour aborder ce processus :

1. **Réflexion et acceptation** : Prenez le temps de réfléchir sur ce que représente la retraite pour vous. Acceptez les émotions qui peuvent surgir, qu'il s'agisse d'excitation, d'anxiété, de gratitude ou de toute autre émotion. Reconnaître et accepter ces sentiments est un premier pas important vers la paix intérieure.

2. **Identification des nouveaux objectifs** : La retraite peut offrir l'occasion de se fixer de nouveaux objectifs, qu'ils soient liés à des projets personnels, à des voyages, à des engagements communautaires ou à des activités de loisir. Se fixer des objectifs stimulants peut contribuer à maintenir un sentiment de motivation et de satisfaction personnelle.

3. **Redéfinition du sens de la vie** : La retraite peut également être l'occasion de reconsidérer ce qui donne un sens à votre vie et de vous engager dans des activités qui vous

apporte de la joie et de la satisfaction.

4. **Maintien des connexions sociales** : S'engager dans des activités qui favorisent les relations sociales peut aider à atténuer les sentiments de solitude et à maintenir un sentiment de connexion avec les autres.

5. **Adaptation à de nouveaux rythmes de vie** : La retraite peut signifier un changement significatif de rythme de vie. Trouver un nouvel équilibre entre le travail, les loisirs et le repos peut être un processus d'adaptation. Soyez ouvert aux ajustements nécessaires et accordez-vous le temps nécessaire pour vous y habituer.

6. **Exploration de nouvelles passions et centres d'intérêt** : La retraite peut offrir l'occasion d'explorer des activités qui ont toujours éveillé votre curiosité mais que vous n'aviez pas eu le temps d'explorer pleinement.

Finalement, faire la paix avec la retraite peut être un cheminement personnel, et il est important de se rappeler que chacun aborde ce processus à sa manière. L'essentiel est de se donner la liberté de découvrir de nouveaux horizons, de donner un nouveau sens à sa vie et de poursuivre le bonheur et l'épanouissement personnel.

La retraite offre de nombreux avantages, et bien qu'elle puisse signifier un changement significatif dans la vie, elle peut également ouvrir la porte à de nouvelles expériences, opportunités et sentiments de liberté. Voici quelques avantages potentiels de la retraite :

1. **Temps libre** : La retraite offre la possibilité de consacrer du temps à des activités que vous appréciez, que ce soit des loisirs, des voyages, des passe-temps, des projets personnels, ou simplement du repos.

2. **Équilibre vie travail** : Après des années d'engagement professionnel, la retraite permet de trouver un nouvel équilibre entre le travail, les loisirs, la famille et le repos, contribuant ainsi à une meilleure qualité de vie.

3. **Exploration d'intérêts personnels** : La retraite peut être l'opportunité d'explorer de nouveaux centres d'intérêt, de se plonger dans des passions longtemps négligées ou d'apprendre de nouvelles compétences.

4. **Flexibilité** : La retraite peut offrir plus de flexibilité dans la planification du temps, des voyages, des activités quotidiennes et des engagements sociaux.

5. **Bien-être et santé** : La retraite peut permettre une plus grande attention à la santé et au bien-être, avec plus de temps pour l'exercice physique, une meilleure alimentation et une réduction du stress.

6. **Connexions sociales** : La retraite peut entraîner un renforcement des liens avec la famille, les amis et les communautés locales.

7. **Souplesse financière** : Avec une planification financière appropriée, la retraite peut signifier la capacité de profiter de la vie avec moins de contraintes financières.

8. **Nouveaux défis et opportunités** : La retraite peut être le moment idéal pour relever de

nouveaux défis, s'engager dans des bénévolats, partager ses connaissances ou même entreprendre de nouveaux projets entrepreneuriaux.

9. **Contribution et héritage** : La retraite peut offrir l'opportunité de consacrer du temps à des activités bénéfiques pour la société et de laisser un héritage à travers des œuvres caritatives, des mentorats ou des engagements communautaires.

En fin de compte, la retraite peut représenter le début d'un nouveau chapitre de la vie, rempli de possibilités, de croissance personnelle et de plaisir, offrant la liberté d'explorer et de trouver un équilibre enrichissant entre les différents aspects de la vie.

La peur de la retraite est une réaction très naturelle, car cela représente souvent un grand changement dans la vie d'une personne. Cependant, il est important de reconnaître que la retraite offre également de nouvelles opportunités, de la croissance personnelle et la possibilité de découvrir de nouvelles passions.

Pour appréhender la retraite de manière plus constructive, il peut être utile de :

1. Planifier en avance : Anticiper sa retraite et élaborer un plan peut aider à se sentir plus en contrôle de cette transition. Cela inclut non seulement des aspects financiers, mais aussi la façon dont on envisage de passer son temps libre.

2. Explorer de nouvelles opportunités : La retraite peut être le moment idéal pour explorer des activités et des passions pour lesquelles on n'avait pas eu le temps pendant sa vie professionnelle.

3. Cultiver des relations fortes : Entretenir des relations sociales et familiales solides peut fournir un important soutien émotionnel pendant la retraite.

4. Se concentrer sur le bien-être : Prendre soin de sa santé physique et mentale est essentiel. Cela peut inclure un mode de vie sain, des activités physiques régulières et le maintien de relations sociales enrichissantes.

5. Investir dans des projets significatifs : La retraite offre l'opportunité de s'engager dans des projets qui apportent un sentiment de satisfaction personnelle, qu'il s'agisse de bénévolat, de mentorat, ou de tout autre engagement social.

En résumé, plutôt que de craindre la retraite, il est bénéfique d'adopter une approche pro-active en planifiant à l'avance, en explorant de nouvelles opportunités, en cultivant des relations solides, et en se concentrant sur le bien-être à tous les niveaux.

Il est parfaitement normal de ressentir une gamme d'émotions lorsqu'on se rapproche de la retraite. Cependant, comme vous l'avez mentionné, il est important de ne pas avoir peur de la retraite, car elle offre une multitude d'opportunités pour une nouvelle phase de la vie à explorer et à apprécier. La retraite peut être une période d'épanouissement, de liberté et de découverte. Voici quelques raisons pour lesquelles il est important de considérer la retraite comme une opportunité positive :

Temps pour les Passe-temps et les Passions :

La retraite offre la possibilité de se consacrer à des passe-temps et à des activités qui peuvent avoir été relégués au second plan pendant la vie active. Que ce soit la peinture, la musique, le jardinage, la lecture ou d'autres intérêts, la retraite permet d'explorer et de cultiver ces passions.

Découverte de Nouvelles Expériences :

La retraite offre la liberté de voyager, d'explorer de nouveaux lieux, de rencontrer de nouvelles personnes et de vivre des aventures que l'on n'avait peut-être pas eu le temps d'apprécier auparavant.

Engagement Communautaire et Social :

De nombreuses personnes trouvent des occasions d'engagement social et communautaire enrichissantes pendant leur retraite. S'impliquer dans des projets bénévoles, rejoindre des clubs, participer à des événements culturels ou à des associations peut offrir un sentiment de but et d'accomplissement.

Temps pour les Proches :

La retraite offre la possibilité de consacrer davantage de temps à sa famille, ses amis et ses proches. Créer des liens solides ou renforcer les relations existantes peut être une source de bonheur et d'épanouissement pendant la retraite.

Bien-être et Santé :

En prenant soin de son bien-être physique et mental, en se concentrant sur une alimentation saine, en pratiquant une activité physique régulière et en se consacrant à des activités qui nourrissent l'esprit, la retraite offre la possibilité de vivre une vie plus équilibrée et épanouie.

Il est donc important de voir la retraite comme une opportunité pour explorer de nouveaux horizons, pour se consacrer à des passions longtemps négligées et pour vivre une vie enrichissante sur le plan personnel et social. En adoptant une attitude positive et en se préparant bien, la retraite peut être une période de croissance personnelle et de satisfaction.

Chapitre 2 : Planifier sa retraite intelligemment

Planifier sa retraite de manière intelligente est essentiel pour assurer une transition en douceur vers cette nouvelle phase de la vie. Voici quelques conseils pour une planification efficace :

1. Évaluer financièrement : Prenez le temps d'évaluer votre situation financière actuelle et estimez vos besoins financiers futurs pour la retraite. Cela inclut la sécurité sociale, l'épargne-retraite, les investissements, etc.

2. Établir des objectifs clairs : Identifiez vos objectifs de retraite, qu'il s'agisse de voyager, de s'engager dans des activités caritatives, de poursuivre des passions personnelles, ou simplement de profiter d'un style de vie paisible.

3. Élaborer un plan de dépenses : Créez un budget qui prend en compte vos dépenses à la retraite, y compris les dépenses de santé, de loisirs, de logement et autres, afin de vous assurer que vos économies pourront couvrir vos besoins.

4. Évaluer les soins de santé : Assurez-vous d'inclure une évaluation des dépenses de soins de santé potentielles à mesure que vous vieillissez, y compris les assurances et les coûts de soins à long terme.

5. Mettre à jour les directives anticipées : Révisez ou établissez vos directives anticipées et votre plan successoral pour vous assurer que vos souhaits sont respectés à l'avenir.

6. Restez flexible : Les plans de retraite peuvent nécessiter des ajustements au fil du temps. Soyez prêt à ajuster votre plan en fonction des événements de la vie, des changements économiques et autres facteurs.

En prenant ces mesures, vous serez mieux préparé pour vivre une retraite épanouissante sur les plans financier, personnel et de santé.

- Evaluer sa situation financière et établir un budget réaliste pour la retraite
- Identifier et envisager les différentes options de logement et de style de vie
- Explorer les opportunités d'emploi à temps partiel, de bénévolat et de projets personnels.

Comment bien préparer sa retraite ?

Bien préparer sa retraite demande une planification soigneuse pour assurer une transition en douceur vers cette nouvelle phase de la vie. Voici quelques étapes importantes pour bien préparer sa retraite :

1. **Évaluation des finances** : Faites un bilan financier pour estimer combien vous aurez besoin pour subvenir à vos besoins pendant la retraite. Cela inclut l'évaluation des économies, des régimes de retraite, des investissements et des dettes.

2. **Élaboration d'un plan financier** : Créez un plan financier détaillé qui inclut un budget réaliste pour vos besoins de retraite, les sources de revenus, les prestations de retraite et les stratégies d'épargne pour atteindre vos objectifs financiers.

3. **Assurance et planification successorale** : Révisez et mettez à jour vos polices d'assurance vie, d'assurance maladie et d'assurance invalidité au besoin. Pensez à élaborer un plan successoral, y compris la rédaction d'un testament et la désignation de bénéficiaires.

4. **Santé et bien-être** : Anticipez vos besoins en matière de soins de santé pendant la retraite et examinez les options d'assurance maladie et de couverture médicale complémentaire. Menez un mode de vie sain pour favoriser votre bien-être physique et mental.

5. **Détermination des objectifs de retraite** : Réfléchissez à ce que vous voulez accomplir pendant la retraite. Cela peut inclure des voyages, des activités de loisirs, du bénévolat, des études, ou d'autres projets personnels.

6. **Réajustement du train de vie** : Songez à ajuster votre train de vie pour anticiper des revenus potentiellement fixes pendant la retraite. Planifiez en conséquence pour maintenir un niveau de vie confortable.

7. **Formation continue et développement personnel** : Envisagez de poursuivre des opportunités d'apprentissage pour maintenir votre esprit actif. Cela peut inclure des cours, des hobbies, ou d'autres activités stimulantes.

8. **Consultation professionnelle** : N'hésitez pas à consulter des professionnels tels que des planificateurs financiers, des conseillers juridiques, ou des fiscalistes pour obtenir des conseils personnalisés sur la planification de la retraite.

En abordant la préparation à la retraite de manière proactive et organisée, vous pouvez contribuer à établir des bases solides pour une retraite épanouie et sécurisée.

Pour bien préparer sa retraite, il est important d'adopter une approche proactive et de planification à long terme. Voici quelques étapes clés pour bien préparer sa retraite :

1. **Évaluation financière** : Faites le point sur vos finances actuelles, y compris vos économies, vos investissements, vos comptes de retraite, vos pensions et tout autre actif financier. Estimez vos besoins financiers futurs en prenant en compte le coût de la vie, les soins de santé, les voyages et les loisirs.

2. **Établissement d'objectifs financiers** : Déterminez les objectifs financiers que vous souhaitez atteindre avant et pendant votre retraite. Cela peut inclure des objectifs d'épargne, la consolidation des dettes, et la création d'un fonds d'urgence.

3. **Planification du revenu de retraite** : Explorez les différentes sources de revenus de retraite telles que les régimes de retraite d'entreprise, les comptes de retraite individuels (comme les IRA ou les 401(k)), les régimes de sécurité sociale et les investissements. Évaluez la meilleure façon d'optimiser ces sources de revenus pour votre retraite.

4. **Gestion des dettes** : Redoublez d'efforts pour éliminer les dettes à intérêt élevé, comme les soldes de cartes de crédit. Une retraite sans dette permet une plus grande flexibilité financière.

5. **Soins de santé et assurance** : Évaluez vos besoins en matière de soins de santé et examinez les options d'assurance maladie après la retraite. Puisqu'une couverture maladie adéquate est essentielle, assurez-vous d'avoir une stratégie pour couvrir vos dépenses de santé.

6. **Planification successorale** : Mettez à jour votre testament, vos procurations, et vos directives anticipées. Assurez-vous que vos souhaits relatifs à vos biens et à vos soins de santé sont clairement documentés.

7. **Préparation physique et mentale** : Accordez de l'importance à votre bien-être physique et mental. Adoptez un mode de vie sain, maintenez des relations sociales, et engagez-vous dans des activités qui stimulent votre esprit.

8. **Réorientation professionnelle** : Si vous envisagez de travailler à temps partiel pendant la retraite, envisagez vos options professionnelles, y compris des domaines d'intérêt ou des opportunités de bénévolat.

9. **Consultation avec des professionnels** : Si nécessaire, obtenez l'avis de professionnels tels que des planificateurs financiers, des fiscalistes, ou des conseillers en assurance pour vous aider à élaborer un plan de retraite adapté à vos besoins.

En adoptant une approche structurée pour ces éléments, vous pouvez mettre en place les fondations nécessaires pour une retraite confortable et épanouie.

Préparer sa retraite de manière proactive permet de s'assurer une transition en douceur vers cette nouvelle phase de la vie. Voici quelques conseils pour bien préparer sa retraite :

Planification Financière :

1. **Établir un Budget Réaliste :** Évaluer ses dépenses actuelles et prévoir les dépenses futures pour une planification financière réaliste.

2. **Épargne et Investissement :** Déterminer un plan d'épargne-retraite efficace en consultant un conseiller financier, et envisager des investissements appropriés pour assurer un revenu stable à la retraite.

3. **Réduire les Dettes :** Réduire et rembourser les dettes afin de minimiser les charges financières durant la retraite.

4. **Évaluation des Prestations de Retraite :** Examiner les diverses options de prestations de retraite, y compris les plans de pension d'entreprise, la sécurité sociale, et tout autre régime de retraite.

Planification de la Santé et du Bien-être :

1. **Assurance Santé :** Examiner attentivement les options d'assurance santé et les couvertures pour une protection adéquate.

2. **Maintien de la Santé :** Adhérer à un mode de vie sain avec une alimentation équilibrée, de l'exercice régulier et des bilans de santé réguliers pour maintenir une bonne santé physique.

3. **Santé Mentale : ** Envisager des activités qui favorisent le bien-être mental telles que la méditation, les loisirs créatifs, l'engagement social et la stimulation intellectuelle.

Planification des Loisirs et des Intérêts :

1. **Développer des Passe-temps : ** Identifier de nouvelles passions ou développer des intérêts existants pour occuper son temps libre de manière enrichissante.

2. **Voyages et Explorez : ** Planifier des voyages ou des escapades pour profiter de nouveaux horizons et découvrir de nouvelles expériences.

3. **Engagement Communautaire : ** S'impliquer dans des activités au sein de la communauté, rejoindre des associations ou des groupes de loisirs pour maintenir un engagement social.

Planification Juridique et Testamentaire :

1. **Rédiger un Testament : ** Consulter un avocat pour rédiger un testament clair qui exprime ses souhaits de façon détaillée.

2. **Procuration et Mandat de Soin : ** Établir des procédures en cas d'incapacité à prendre des décisions, y compris la désignation d'un mandataire et la rédaction de directives anticipées.

Planification des Relations Familiales et Sociales :

1. **Communiquer : ** Discuter avec ses proches, son conjoint ou sa famille de ses projets et de ses souhaits à la retraite pour une gestion harmonieuse des changements à venir.

2. **Réseau Social et Familial : ** Garder des liens forts avec sa famille, ses amis et ses anciens collègues pour maintenir une base de soutien solide.

3. **Engagement Social : ** Envisager de rejoindre des clubs, des associations ou des groupes sociaux pour maintenir des interactions sociales enrichissantes et épanouissantes.

Prendre le temps de bien planifier sa retraite permet de s'assurer une transition harmonieuse tout en sachant que l'on est prêt à profiter pleinement de cette nouvelle étape de la vie.

Chapitre 3 : Maintenir une bonne santé physique et mentale

Pour maintenir une bonne santé physique et mentale pendant la retraite, il est essentiel d'adopter un mode de vie sain et équilibré. Voici quelques pratiques qui peuvent être bénéfiques pour les retraités :

1. Activité physique régulière : Engagez-vous dans des exercices adaptés à vos capacités physiques, tels que la marche, la natation, le yoga ou la musculation légère. L'activité physique régulière peut aider à maintenir la force, la flexibilité et la santé cardiovasculaire.

2. Alimentation équilibrée : Favorisez une alimentation riche en fruits, légumes, grains entiers, protéines maigres et graisses saines. L'équilibre nutritionnel est essentiel pour maintenir une bonne santé et prévenir les maladies liées à l'âge.

3. Activités sociales : Maintenez des liens sociaux forts en participant à des groupes de loisirs, des activités communautaires ou en passant du temps avec des amis et la famille. L'interaction sociale peut aider à prévenir l'isolement et stimuler la santé mentale.

4. Stimulation mentale : Cherchez des activités qui stimulent votre esprit, comme la lecture, les jeux de réflexion, l'apprentissage de nouvelles compétences ou la participation à des ateliers et des cours.

5. Gestion du stress : Pratiquez des techniques de gestion du stress telles que la méditation, la respiration profonde, le yoga ou la relaxation pour maintenir un état d'esprit équilibré.

6. Suivi médical régulier : Planifiez des visites régulières chez votre médecin pour des examens de santé, des dépistages préventifs et des conseils sur la prévention des maladies liées à l'âge.

En adoptant ces pratiques, vous pouvez contribuer à maintenir une bonne santé physique et mentale tout au long de votre retraite.

- Adopter une alimentation équilibrée et un mode de vie actif
- Pratiquer des activités physiques adaptées à sa condition physique
- Stimuler son esprit grâce aux activités intellectuelles et sociale.
La marche matinale est une excellente activité physique pour les retraités. Voici quelques avantages et conseils pour faire de la marche matinale :

Avantages :
1. Amélioration de la santé cardiovasculaire : La marche régulière peut aider à renforcer le cœur, à améliorer la circulation sanguine et à réduire le risque de maladies cardiovasculaires.

2. Renforcement musculaire : La marche peut contribuer à renforcer les muscles des jambes, des hanches et du bas du dos, ce qui est essentiel pour maintenir la mobilité et l'indépendance.

3. Bienfaits mentaux : La marche matinale en plein air peut aider à stimuler l'humeur, à réduire le stress et à favoriser la clarté mentale.

Conseils pour la marche matinale :
1. Échauffement : Avant de commencer votre marche, prenez le temps de vous échauffer en effectuant des étirements légers pour préparer vos muscles.

2. Choix de l'itinéraire : Optez pour des endroits sûrs et agréables pour marcher, comme un parc local, une piste de marche ou même dans votre quartier.

3. Chaussures appropriées : Portez des chaussures de marche confortables qui offrent un bon soutien pour éviter les blessures et favoriser une bonne posture.

4. Hydratation : Assurez-vous de rester hydraté avant, pendant et après votre marche, surtout par temps chaud.

5. Progression graduelle : Commencez lentement et augmentez progressivement la durée et l'intensité de vos promenades au fur et à mesure que votre condition physique s'améliore.

Faire de la marche matinale régulière peut être un excellent moyen pour les retraités de rester actifs, en forme et de profiter des bienfaits physiques et mentaux de l'exercice.

Maintenir une bonne santé physique et mentale est crucial pour les personnes retraitées afin de continuer à profiter d'une qualité de vie élevée et de rester actif et épanoui. Voici diverses stratégies pour promouvoir la santé physique et mentale chez les personnes retraitées :

Santé Physique :

1. **Faire de l'exercice régulièrement : ** L'activité physique, qu'il s'agisse de marche, de natation, de yoga ou de musculation, est essentielle pour maintenir la force musculaire, la flexibilité et la santé cardiaque.

2. **Adopter un régime alimentaire équilibré : ** Une alimentation riche en fruits, légumes, céréales complètes et protéines maigres peut aider à maintenir un poids santé et à prévenir les maladies liées à l'alimentation.

3. **Veiller à un sommeil adéquat : ** Un sommeil de qualité est vital pour la santé globale. Créer une routine de sommeil régulière et adopter de bonnes habitudes de sommeil peut aider à maintenir un niveau d'énergie optimal.

4. **Garder un poids santé : ** Éviter l'obésité, en maintenant un poids sain, contribue à réduire le risque de maladies chroniques et à maintenir la mobilité.

5. **Effectuer des examens médicaux réguliers : ** Des bilans de santé réguliers, y compris des tests sanguins, des contrôles de la pression artérielle, ainsi que des examens de la vue et de l'ouïe, sont importants pour la détection précoce de tout problème de santé potentiel.

Santé Mentale :

1. **Exercices de gestion du stress : ** La méditation, la respiration profonde, le yoga et d'autres pratiques de relaxation peuvent aider à gérer le stress et à favoriser la stabilité émotionnelle.

2. **Engagement social :** Maintenir des liens sociaux solides en participant à des activités sociales, en rejoignant des groupes communautaires ou en prenant des cours intéressants peut aider à prévenir l'isolement social.

3. **Stimulation mentale :** Garder l'esprit actif en lisant, en résolvant des casse-têtes, en apprenant de nouvelles compétences ou en participant à des jeux de réflexion aide à stimuler la santé mentale.

4. **Maintenir des objectifs et des passe-temps :** Fixer des objectifs personnels réalisables et poursuivre des passe-temps créatifs ou intellectuels est bénéfique pour garder un esprit positif et engagé.

5. **Adaptation aux changements :** La retraite peut apporter des ajustements importants. Il est important d'apprendre à s'adapter à de nouveaux rythmes de vie et à trouver de nouveaux centres d'intérêt pour maintenir le bien-être émotionnel.

Animaux de compagnie et thérapie par les animaux :

1. **La présence d'un animal de compagnie :** Pour ceux qui le peuvent, avoir un animal de compagnie peut offrir de la compagnie, du soutien émotionnel et encourager l'activité physique grâce aux promenades ou aux soins à apporter à l'animal.

2. **Participation à des programmes de thérapie par les animaux :** Participer à des programmes de thérapie assistée par les animaux peut être bénéfique pour le moral et la santé mentale.

Garder un esprit curieux et actif :

1. **Apprentissage continu :** Suivre des cours en ligne, lire, s'engager dans des débats ou des cercles de discussion peut nourrir la curiosité intellectuelle et maintenir une perspective ouverte.

2. **Engagement dans des activités communautaires :** Participer à des projets de bénévolat, rejoindre des groupes de loisirs, ou s'impliquer dans des organisations caritatives peut apporter un sentiment de but et de satisfaction.

En adoptant ces pratiques, les personnes retraitées peuvent non seulement maintenir leur santé physique et mentale, mais aussi conserver une qualité de vie riche et épanouie. Il est essentiel de consulter un professionnel de la santé pour des conseils spécifiques à votre situation personnelle.

Chapitre 4 : Cultiver ses relations sociales et familiales

Cultiver ses relations sociales et familiales est crucial pour le bien-être émotionnel et mental. Voici quelques conseils pour entretenir ces relations :

1. Communication régulière : Prenez le temps de communiquer régulièrement avec vos proches. Cela peut se faire par des appels téléphoniques, des visites en personne, des conversations vidéo ou d'autres moyens de communication.

2. Participer à des activités ensemble : Planifiez des activités partagées, que ce soit des repas en famille, des sorties au cinéma, des promenades ensemble ou d'autres loisirs qui renforcent les liens familiaux.

3. Écoute active : Soyez attentif lorsque vous communiquez avec vos proches. Écouter activement montre que vous les appréciez et que vous êtes là pour les soutenir.

4. Exprimer son amour et sa gratitude : N'ayez pas peur d'exprimer votre amour et votre gratitude envers vos proches. Un simple "merci" ou un geste affectueux peut renforcer les liens familiaux.

5. Rencontrer de nouvelles personnes : Rejoignez des groupes communautaires, des clubs de loisirs ou des activités bénévoles pour rencontrer de nouvelles personnes et élargir votre cercle social.

6. Être présent dans les moments difficiles : Soutenez vos proches lorsqu'ils traversent des moments difficiles. Être présent et offrir un soutien émotionnel renforce les liens familiaux et amicaux.

En cultivant des relations sociales et familiales positives, vous pouvez renforcer votre réseau de soutien et enrichir votre vie émotionnelle.

- Entretenir des relations harmonieuses et enrichissantes avec ses proches
- Se construire un réseau social varié et solide
- Participer à des activités collectives et des clubs correspondant à ses intérêts.

Cultiver des relations sociales et familiales est particulièrement important pour les retraités, car cela contribue de manière significative à leur bien-être émotionnel et à leur qualité de vie. Voici quelques idées pour cultiver ces relations :

1. **S'engager dans des activités en groupe** : Rejoignez des clubs, des groupes de loisirs, des associations caritatives ou des communautés religieuses. Ces groupes offrent souvent des occasions de se connecter avec d'autres personnes partageant les mêmes centres d'intérêt.

2. **Participer à des événements sociaux locaux** : Renseignez-vous sur les événements sociaux, les activités communautaires et les programmes spécialement conçus pour les retraités dans votre région. Cela peut être une excellente occasion de rencontrer de nouvelles personnes.

3. **Restez en contact avec la famille** : Organisez régulièrement des retrouvailles ou des réunions familiales, ou créez des traditions familiales qui rapprochent les membres de la famille.

4. **Volontariat dans la communauté** : Impliquez-vous dans des activités de bénévolat qui vous permettront de rencontrer de nouvelles personnes tout en faisant une différence dans votre communauté.

5. **Utilisez la technologie** : Apprenez à utiliser les médias sociaux et les outils de communication en ligne pour rester en contact avec vos proches, organiser des événements sociaux et partager des expériences.

6. **Pratique d'activités sociales** : Organisez des sorties avec des amis, des rencontres pour des activités physiques ou intellectuelles, ou participez à des groupes de lecture, de jardinage ou d'artisanat.

7. **Rejoignez des programmes de mentorat intergénérationnel** : Participez à des programmes qui mettent en relation les retraités avec des jeunes pour des échanges d'expérience et de connaissances.

8. **Cultivez des relations profondes** : Investissez du temps et de l'énergie dans des relations significatives. Rencontrez régulièrement des amis proches ou des membres de votre famille pour des conversations sincères et des activités partagées.

Cultiver des relations sociales et familiales enrichissantes peut contribuer à une retraite plus heureuse, plus épanouie et plus significative. Ces connexions offrent un soutien émotionnel précieux et la possibilité de partager des expériences enrichissantes tout au long de la retraite.

Pour renforcer les liens sociaux et familiaux en tant que retraité, voici quelques suggestions pratiques :

1. **Organiser des rencontres régulières** : Planifiez des rencontres régulières avec des amis et des membres de la famille pour partager des repas, participer à des activités ou simplement passer du temps ensemble.

2. **Participer à des événements familiaux** : Assistez aux événements familiaux tels que les anniversaires, les fêtes et les célébrations pour maintenir des liens forts avec les membres de votre famille élargie.

3. **Rejoindre des groupes communautaires** : S'impliquer dans des clubs, des associations ou des groupes communautaires locaux offre l'opportunité de rencontrer de nouvelles personnes partageant des intérêts similaires.

4. **Utiliser la technologie pour rester en contact** : Utilisez les appels vidéo, les réseaux sociaux ou les applications de messagerie pour rester en contact avec vos proches, en particulier s'ils vivent loin.

5. **Organiser des événements sociaux** : Organisez des événements sociaux chez vous ou participez à des activités organisées dans votre quartier pour socialiser avec vos voisins et d'autres retraités.

6. **Volontariat en famille** : Envisagez de faire du bénévolat en famille. Trouvez des occasions de servir ensemble dans des initiatives caritatives ou des événements communautaires.

7. **Raconter des histoires familiales** : Partagez des souvenirs, des anecdotes et des histoires de vos expériences personnelles avec vos proches. Cela renforce les liens familiaux au fil du temps.

8. **Participer à des activités intergénérationnelles** : Rejoignez des programmes ou des événements intergénérationnels où les retraités peuvent interagir avec des enfants ou des jeunes adultes.

Ces activités favorisent non seulement des liens sociaux solides, mais elles renforcent également les liens familiaux, offrant des occasions de partage, de soutien mutuel et de connexion avec les autres.

Cultiver des relations sociales et familiales solides est d'une importance capitale pour les retraités. Voici quelques éléments clés à considérer pour entretenir ces liens de façon significative :

1. Maintenir des interactions régulières : Les retraités peuvent maintenir des relations sociales en participant à des activités de groupe, en fréquentant des centres communautaires ou en s'impliquant dans des associations locales. Ces interactions offrent une occasion de partage et de connexion avec d'autres individus partageant des intérêts communs.

2. Renforcer les liens familiaux : Les retraités peuvent mettre l'accent sur des rassemblements familiaux réguliers pour renforcer les liens intergénérationnels. Cela peut inclure des repas de famille, des activités de loisirs partagées, ou des événements spéciaux pour célébrer les moments forts de la vie.

3. Explorer de nouvelles relations : La retraite offre l'occasion d'explorer de nouvelles amitiés et relations. Les retraités peuvent s'impliquer dans des activités sociales, rejoindre des clubs de loisirs, ou participer à des organisations de bénévoles. Ces nouveaux réseaux sociaux peuvent apporter de nouvelles perspectives et enrichir leur vie sociale.

4. Communication active : Entretenir des relations solides implique souvent une communication ouverte et régulière. Les retraités peuvent maintenir le contact avec leurs proches en programmant des appels réguliers, en échangeant des messages écrits ou en organisant des rencontres en personne.

5. Être présent dans la vie des autres : Les moments partagés et le soutien mutuel sont des éléments essentiels pour cultiver des relations sociales et familiales fortes. Les retraités peuvent consacrer du temps pour être présents dans la vie de leurs proches, offrant ainsi du soutien et de l'affection dans les moments clés.

En conclusion, cultiver des relations sociales et familiales pour les retraités est un élément clé pour maintenir un sentiment de connexion, de soutien mutuel et de bien-être émotionnel, offrant ainsi des opportunités d'épanouissement et de partage dans cette nouvelle phase de la vie.

Chapitre 5 : Explorer de nouveaux horizons

Explorer de nouveaux horizons peut être une expérience enrichissante à tout âge. Que ce soit en découvrant de nouveaux endroits, en apprenant de nouvelles compétences ou en s'engageant dans de nouvelles activités, l'exploration peut ouvrir des portes vers la croissance personnelle et l'épanouissement. Voici quelques façons d'explorer de nouveaux horizons :

1. Voyage : Visiter de nouveaux endroits, que ce soit à travers des voyages locaux, nationaux ou internationaux, peut apporter de nouvelles perspectives, élargir vos horizons culturels et offrir des expériences mémorables.

2. Apprentissage continu : Investir dans l'apprentissage de nouvelles compétences, que ce soit par le biais de cours en ligne, de formations professionnelles ou de loisirs, peut stimuler votre curiosité et favoriser le développement personnel.

3. Engagement communautaire : Participer à des activités bénévoles ou s'impliquer dans des initiatives communautaires peut vous mettre en contact avec de nouvelles personnes, tout en contribuant à la société de manière positive.

4. Essayer de nouvelles activités : Sortez de votre zone de confort en essayant de nouvelles activités telles que la peinture, la danse, la méditation, le jardinage ou tout autre passe-temps qui suscite votre intérêt.

5. Rencontrer de nouvelles personnes : Élargir votre cercle social en rencontrant de nouvelles personnes peut ouvrir des opportunités d'apprentissage, d'amitié et de collaboration.

En explorant de nouveaux horizons, vous favorisez la croissance personnelle, la curiosité et la joie de vivre. Cela peut également contribuer à une perspective positive sur le monde qui vous entoure.

- S'engager dans de nouvelles expériences et découvertes culturelles
- Développer de nouvelles compétences et s'investir dans de nouveaux projets

L'exploration de nouveaux horizons peut apporter une grande richesse à la vie des retraités. Voici quelques idées pour explorer de nouveaux horizons pendant la retraite :

1. **Études et apprentissage** : Inscrivez-vous à des cours, à des ateliers ou à des conférences dans des centres de formation pour approfondir vos connaissances sur des sujets qui vous passionnent.

2. **Impliquez-vous dans des activités artistiques** : Explorez la peinture, la sculpture, la musique, la danse, l'écriture créative ou d'autres formes d'expression artistique pour stimuler votre créativité.

3. **Activités de plein air** : Découvrez de nouvelles activités de plein air comme la randonnée, le vélo, le jardinage, l'observation des oiseaux, le golf ou la pêche.

4. **Bénévolat** : Engagez-vous dans le bénévolat pour une cause qui vous tient à cœur.

Travailler pour aider les autres peut être une source de grande satisfaction et peut vous offrir de nouvelles expériences significatives.

5. **Formation continue** : Suivez des cours en ligne ou rejoignez des groupes d'étude pour approfondir vos connaissances et rester mentalement actif.

6. **Participation à des groupes de loisirs** : Rejoignez des groupes de loisirs comme des clubs de lecture, de théâtre, de danse, de musique, ou de jeux pour socialiser tout en explorant de nouveaux passe-temps.

7. **Vie communautaire** : Impliquez-vous dans votre communauté en rejoignant des groupes de discussion, des conseils consultatifs ou des organismes de soutien pour des initiatives locales.

10. **Engagement intellectuel** : Participez à des débats, des cercles de discussion, des groupes d'étude ou des clubs de lecture pour stimuler votre esprit et élargir vos horizons intellectuels.

L'exploration de nouveaux horizons pendant la retraite peut offrir un sentiment d'accomplissement, de continuité et de croissance personnelle. Ces expériences apportent souvent une nouvelle perspective et peuvent contribuer à rendre la retraite plus enrichissante et gratifiante.

Le secret d'explorer de nouveaux horizons pour les personnes retraitées réside dans une combinaison d'ouverture d'esprit, de curiosité et de planification intentionnelle. Voici quelques points clés pour permettre aux retraités d'explorer de nouveaux horizons avec succès :

Cultiver une Mentalité Curieuse et Ouverte :

1. **Accepter le Changement : ** Être prêt à embrasser les changements qui accompagnent la retraite, et à voir celle-ci comme une période d'opportunités et de découvertes.

2. **Adopter une Mentalité de Croissance : ** Cultiver un état d'esprit ouvert à l'apprentissage continu et à de nouvelles expériences.

Développer de Nouveau Intérêts et Passions :

1. **Essayer de Nouvelles Activités : ** Lancer des défis personnels pour expérimenter de nouvelles passions, passe-temps ou activités artistiques pour maintenir l'esprit actif.

2. **Explorer des Domaines Inexplorés : ** Oser se lancer dans des activités ou des domaines qui n'ont jamais été explorés auparavant, qu'il s'agisse de l'apprentissage de nouvelles compétences, de la découverte de la nature ou de la participation à des projets communautaires.

Garder un Engagement Social et Communautaire :

**Favoriser des Liens Inter-générationnels : ** Envisager de s'engager dans des projets ou des activités impliquant des personnes de différentes générations pour favoriser un échange enrichissant.

Explorer de Nouveaux Lieux :

1. **Planifier des Voyages : ** Profiter de la retraite pour voyager, découvrir de nouveaux lieux, de nouvelles cultures et de nouvelles expériences.

2. **Tourisme Local : ** Explorer les richesses de sa région ou de son pays, en visitant des sites historiques, des musées, des parcs naturels ou d'autres destinations locales.

Élargir sa Connaissance et sa Perspective :

1. **Lire et Apprendre : ** Consacrer du temps à la lecture, à l'écoute de conférences, au visionnage de documentaires ou à l'apprentissage en ligne pour élargir ses connaissances et sa perspective.

2. **Participation à des Cours : ** S'engager dans des cours, des ateliers ou des programmes éducatifs pour continuer à développer ses compétences et sa compréhension du monde.

En encourageant une attitude positive et ouverte face au changement et en adoptant une approche proactive, les retraités peuvent explorer de nouveaux horizons, entreprendre des aventures et développer de nouveaux centres d'intérêt pour une retraite épanouissante et enrichissante.

Chapitre 6 : Poursuivre un but et s'épanouir

Poursuivre un but et s'épanouir pendant la retraite est une opportunité incroyable de se consacrer à ce qui vous passionne. Voici quelques conseils pour vous aider à poursuivre un but et à vous épanouir pendant cette période :

1. Trouvez de nouvelles passions : Explorez des activités ou des intérêts auxquels vous n'avez pas pu consacrer suffisamment de temps pendant votre vie active. Que ce soit l'art, la musique, le jardinage, l'écriture ou d'autres passe-temps, découvrir de nouvelles passions peut apporter une immense satisfaction.

2. Fixez-vous des objectifs : Identifiez des objectifs significatifs à atteindre pendant votre retraite, que ce soit apprendre une nouvelle langue, voyager dans des endroits que vous avez toujours voulu visiter, ou vous impliquer dans des causes qui vous tiennent à cœur.

3. Engagez-vous dans des activités bénévoles : Contribuer à des initiatives bénévoles peut apporter un sentiment d'accomplissement en aidant les autres, tout en vous permettant de rester actif et de tisser des liens avec votre communauté.

4. Restez en mouvement : Garder un mode de vie actif en pratiquant régulièrement l'exercice physique, que ce soit par la marche, la natation, le yoga ou d'autres activités physiques adaptées à vos capacités, peut contribuer à votre bien-être global.

5. Restez connecté : Entretenez des relations sociales significatives en passant du temps avec des amis, des membres de votre famille et en participant à des activités de groupe. Le maintien de ces liens sociaux peut apporter un fort sentiment de bonheur et de soutien.

En poursuivant un but et en vous épanouissant pendant la retraite, vous pouvez trouver une immense satisfaction, un sens renouvelé de valeur personnelle et une joie de vivre enrichissante.
- Définir ses passions, ses intérêts et ses valeurs
- Fixer de nouveaux objectifs personnels et professionnels
- S'engager dans des activités qui apportent un sentiment de réalisation et de satisfaction

Pour les retraités, l'épanouissement peut être atteint de diverses manières. Voici quelques points clés pour favoriser l'épanouissement pendant la retraite :

1. **Poursuivre les passions et les intérêts** : La retraite offre l'opportunité de consacrer du temps aux activités qui vous passionnent. Cela peut inclure des hobbies, des projets artistiques, des voyages, ou tout autre domaine qui suscite votre intérêt.

2. **Maintenir des relations sociales** : Cultivez des amitiés, restez en contact avec la famille et impliquez-vous dans des activités qui favorisent les interactions sociales. Ces connexions sont bénéfiques pour le bien-être émotionnel.

3. **Maintenir un mode de vie sain** : Veillez à votre bien-être physique, mental et émotionnel en pratiquant une alimentation équilibrée, en restant actif physiquement, et en accordant de l'importance à votre santé mentale. La méditation, le yoga et d'autres pratiques de bien-être peuvent également être bénéfiques.

5. **Poursuivre l'apprentissage** : La retraite est un moment idéal pour continuer à apprendre. Cela peut consister en des cours formels, des ateliers, ou même des lectures sur des sujets qui vous intéressent.

6. **Créer un équilibre** : Trouvez un équilibre qui vous convient entre le temps consacré au repos, aux loisirs, aux engagements sociaux et à l'autonomie personnelle.

7. **Avoir un objectif à long terme** : Fixez-vous de nouveaux objectifs à atteindre qui vous motivent et vous donnent un sentiment d'accomplissement.

En fin de compte, l'épanouissement pendant la retraite découle de la possibilité de vivre la vie de manière significative et d'explorer des aspects qui apportent joie, croissance personnelle et satisfaction.

Être heureux en tant que retraité implique souvent une combinaison de facteurs qui contribuent au bien-être émotionnel, social, physique et intellectuel. Voici quelques pistes pour trouver le bonheur pendant la retraite :

1. **Pratiquer la gratitude** : Prenez le temps de reconnaître les choses positives dans votre vie. Tenir un journal de gratitude peut être une pratique quotidienne enrichissante.

2. **Prendre soin de sa santé** : Engagez-vous dans une activité physique régulière, adoptez une alimentation saine, et consultez régulièrement des professionnels de la santé pour conserver une bonne condition physique.

3. **Poursuivre des intérêts personnels** : Découvrez de nouvelles activités, passe-temps, ou engagements qui stimulent votre curiosité et vous apportent de la joie. La créativité et l'exploration peuvent nourrir le bonheur.

4. **Établir des routines saines** : Créez un équilibre sain entre le temps consacré au repos, aux loisirs, à l'engagement social et aux activités intellectuelles. Trouvez une routine qui vous convient.

5. **Bénévolat** : S'impliquer dans des efforts bénévoles peut renforcer le sentiment de but et de satisfaction, tout en contribuant à la communauté.

6. **Préserver un sens de l'accomplissement** : Fixez-vous des objectifs significatifs et trouvez des activités qui vous aident à vous sentir accompli et épanoui.

7. **Se souvenir des moments passés** : Évoquez des souvenirs positifs et appréciez les expériences de votre vie. Partagez ces souvenirs avec d'autres.

8. **Accepter le changement et s'adapter** : La retraite peut apporter des changements significatifs, donc adopter une attitude positive face à ces changements peut être bénéfique

pour votre bonheur.

En fin de compte, le bonheur pendant la retraite découle souvent de la capacité à maintenir des relations significatives, à cultiver des intérêts et des objectifs personnels, à prendre soin de sa santé, et à apprécier les joies de la vie quotidienne.

Les retraités ambitieux et heureux sont ceux qui parviennent à concilier l'énergie et la vision nécessaires pour réaliser des projets de grande envergure avec une approche équilibrée de la satisfaction personnelle et du contentement. Voici quelques clés pour comprendre comment ils parviennent à cet équilibre :

**Ambition Alignée avec la Passion : ** L'ambition à la retraite est souvent plus alignée avec les passions personnelles et les intérêts de longue date. Les retraités heureux identifient ce qui les passionne le plus et canalisent leur ambition pour réaliser des projets qui les animent.

**Objectifs Réalistes et Flexibles : ** Pour rester ambitieux et heureux, il est important de se fixer des objectifs à la fois stimulants et réalistes. La capacité à s'adapter et à modifier ces objectifs en fonction de circonstances changeantes ou de nouvelles découvertes est essentielle.

**Relations Épanouissantes : ** Les retraités ambitieux investissent du temps dans des relations enrichissantes, se soutenant mutuellement dans leurs efforts et partageant la joie de leurs réussites.

**Équilibre entre Activité et Repos : ** Le bonheur découle souvent d'un juste équilibre. Ainsi, même s'ils sont ambitieux, les retraités veillent à ne pas négliger le repos et la détente pour se ressourcer et maintenir un sentiment de bien-être.

**Continuité de l'Apprentissage : ** L'ambition chez les retraités heureux va souvent de pair avec le désir de continuer à apprendre et à se développer. Ils peuvent retourner à l'école, apprendre de nouvelles compétences ou s'immerger dans de nouveaux domaines de connaissance.

**Sens du But : ** Un sentiment de finalité et de direction est crucial pour les retraités ambitieux. Ils trouvent du bonheur à travailler vers quelque chose de significatif, que ce soit une cause sociale, un projet créatif, ou une quête personnelle.

**Ouverture à de Nouvelles Expériences : ** La volonté d'essayer de nouvelles choses et de sortir de leur zone de confort est à la fois un trait des retraités ambitieux et une source de bonheur, car cela ajoute de la variété et de l'excitation à la vie.

**Faire Preuve de Résilience : ** Ils affrontent les revers avec résilience et voient les échecs comme des occasions d'apprendre. Cela les aide à rester optimistes et motivés dans la poursuite de leurs ambitions.

**Contribution Communautaire : ** Le bonheur est également renforcé par le sentiment de contribuer à quelque chose de plus grand que soi. Les retraités ambitieux peuvent ainsi s'engager dans des activités bénévoles ou des initiatives communautaires, ajoutant une dimension altruiste à leur ambition.

**Célébration des Succès : ** Prendre le temps de reconnaître et de célébrer les succès, petits et grands, est essentiel pour maintenir la motivation et le sentiment de satisfaction.

Les retraités ambitieux et heureux savent que l'ambition ne concerne pas seulement la réalisation d'objectifs, mais aussi la recherche d'une vie équilibrée et gratifiante. Ils se concentrent sur ce qu'ils trouvent significatif et s'engagent pleinement dans les projets qui enrichissent leur vie et celle des autres, incarnant ainsi une ambition qui contribue véritablement à leur bonheur.

Chapitre 7 : S'adapter aux changements et aux défis de la retraite

S'adapter aux changements et aux défis de la retraite peut être une transition délicate, mais il existe des stratégies pour y faire face de manière proactive. Voici quelques conseils pour s'adapter aux changements et aux défis de la retraite :

1. Acceptez le changement : La retraite peut apporter des changements significatifs dans votre routine, votre identité professionnelle et vos interactions sociales. Accepter que le changement fait partie de la vie et qu'il peut apporter de nouvelles opportunités est un premier pas important.

2. Établissez de nouvelles routines : Créez de nouvelles habitudes et routines qui correspondent à votre mode de vie en retraite. Cela peut inclure des activités physiques, des passe-temps, des moments de détente et des engagements communautaires.

3. Restez curieux : Cultivez la curiosité pour explorer de nouvelles expériences et opportunités. Gardez l'esprit ouvert pour apprendre, découvrir de nouveaux passe-temps et rester actif mentalement.

4. Restez connecté : Maintenez des liens avec des amis, des collègues et des membres de la famille. Tisser et entretenir des relations sociales et des réseaux de soutien solides peut aider à atténuer le sentiment d'isolement ou d'incertitude.

5. Trouvez un équilibre : La retraite offre la chance de se consacrer à des activités enrichissantes, mais il est également important de trouver un équilibre entre l'activité et le repos. N'ayez pas peur de prendre du temps pour vous reposer et vous ressourcer.

6. Restez engagé : Explorez des opportunités d'engagement qui correspondent à vos intérêts et à vos valeurs. Cela peut inclure le bénévolat, le mentorat ou la participation à des programmes éducatifs.

En adoptant une attitude positive, en restant ouvert au changement et en explorant de nouvelles possibilités, vous pourrez relever les défis de la retraite tout en construisant une nouvelle vie épanouissante et enrichissante.
- Anticiper et gérer les éventuels défis émotionnels et relationnels
- S'adapter aux changements de rythme de vie et à la perte de routine
- Trouver un équilibre entre profiter de sa liberté et maintenir une structure dans sa vie quotidienne.

S'adapter à sa vie en tant que retraité implique souvent une période de transition et d'ajustement. Voici quelques conseils pour faciliter cette adaptation :

1. **Chercher de nouveaux centres d'intérêt** : Utilisez votre temps libre pour découvrir de nouveaux passe-temps, activités, ou sujets qui vous passionnent. Cela peut inclure l'apprentissage de nouvelles compétences, la pratique d'une activité artistique, ou la participation à des groupes d'intérêt.

2. **Maintenir des relations sociales** : Investissez du temps dans les relations avec la famille, les amis, et les communautés locales. Concevez des rencontres régulières, participez à des activités sociales, ou rejoignez des clubs et des organisations pour cultiver des liens significatifs.

3. **Planifier des voyages et des expériences** : Profitez de votre temps de retraite pour voyager, explorer de nouveaux endroits, et vivre des expériences enrichissantes que vous n'aviez peut-être pas eu le temps de découvrir auparavant.

4. **Établir un équilibre sain** : Trouvez un équilibre entre le temps passé à la détente, l'engagement dans des activités sociales, la poursuite de passions personnelles, et le maintien d'un mode de vie sain.

5. **Garder un objectif** : Fixez-vous des objectifs personnels ou des projets à long terme qui vous motivent, vous apportent un sentiment de réalisation, ou contribuent d'une manière ou d'une autre à une cause qui vous tient à cœur.

6. **Prendre soin de sa santé** : Accordez de l'importance à votre santé mentale et physique en poursuivant une alimentation saine, en pratiquant régulièrement une activité physique, et en restant actif sur le plan social et intellectuel.

7. **Accepter et embrasser le changement** : La retraite apporte souvent des changements significatifs dans la routine quotidienne. Être ouvert aux ajustements et aux nouvelles expériences peut faciliter le processus d'adaptation.

Il est important de se rappeler que l'adaptation à la vie de retraité est un processus personnel qui peut prendre du temps. Être ouvert aux nouvelles possibilités, trouver un équilibre entre les différents aspects de la vie, et cultiver des relations sociales significatives sont des éléments clés pour une vie de retraité enrichissante et épanouie.

S'adapter aux changements et aux défis de la retraite requiert de la flexibilité, de la patience et une approche proactive pour embrasser cette nouvelle phase de la vie avec confiance et enthousiasme. Voici une perspective plus détaillée sur l'adaptation aux changements et aux défis de la retraite :

Flexibilité et Acceptation des Changements :

L'acceptation des changements inhérents à la retraite est essentielle pour une transition harmonieuse. Cela implique de reconnaître que la vie peut prendre une tangente différente et que de nouvelles priorités peuvent émerger.

Redéfinition des Rôles et des Objectifs :

Pendant la retraite, les individus peuvent être confrontés à une réévaluation de leur identité et de leur rôle dans la société. Cela nécessite une ouverture à repenser son utilité, ses relations et ses activités pour maintenir un sentiment de but et de satisfaction personnelle.

Gestion du Temps et de l'Énergie :

Le passage à la retraite peut impliquer une réorganisation significative du temps et des priorités. Il est important d'explorer de nouvelles façons d'occuper son temps, en s'engageant dans des activités qui nourrissent l'esprit et le corps tout en gérant l'énergie de manière optimale.

Maintien de Liens Sociaux et Familiaux :

La retraite peut apporter des changements dans les relations sociales, notamment en se séparant des collègues de travail et en revisitant la dynamique familiale. Il est crucial de nourrir les relations existantes tout en explorant de nouveaux moyens de tisser des liens sociaux et intergénérationnels.

Approche Positive face aux Défis :

Il est important d'adopter une attitude positive et résiliente face aux défis potentiels de la retraite. Cela inclut la capacité à trouver des opportunités de croissance personnelle dans les périodes de transition.

Nouveaux Défis et Opportunités :

La retraite offre l'occasion d'assumer de nouveaux rôles, de relever de nouveaux défis et de se lancer dans des projets qui peuvent ne pas avoir été envisageables pendant la vie professionnelle active.

Préparation Financière et de Santé :

Une préparation financière solide et une attention particulière à la santé physique et mentale sont essentielles pour atténuer les défis potentiels liés à la retraite et garantir une transition en douceur vers cette nouvelle phase de vie.

En embrassant activement les changements, en restant ouvert à de nouvelles expériences et en prenant des mesures pour maintenir un équilibre physique, émotionnel et social, les défis de la retraite peuvent être abordés avec confiance et positivité, permettant ainsi aux individus de s'épanouir pleinement dans cette nouvelle étape de la vie.

Chapitre 8 : La transition vers la retraite

La transition vers la retraite marque un tournant significatif dans la vie d'une personne, nécessitant une préparation soigneuse et une adaptation tant sur le plan pratique qu'émotionnel. Voici un aperçu plus détaillé des aspects impliqués dans la transition vers la retraite :

Préparation Financière et Planification :

- **Estimation des Besoins Financiers : ** Évaluer les besoins financiers post-retraite, y compris les dépenses de base, les loisirs, les soins de santé, les voyages et d'autres activités.

- **Conseils Financiers : ** Consulter un conseiller financier pour élaborer un plan financier solide, incluant l'épargne, l'investissement et la gestion de la sécurité sociale ou d'autres prestations de retraite.

Gestion du Changement et de l'Identité :

- **Accepter les Changements de Rôle : ** Comprendre et accepter les changements de rôle et d'identité qui peuvent survenir avec la transition vers la retraite, y compris la perte de certains statuts professionnels.

- **Mise en Place de Nouvelles Habitudes : ** Préparer de nouvelles habitudes de vie, de nouvelles routines et de nouveaux environnements sociaux pour une transition en douceur.

Santé Physique et Mentale :

- **Examen de Santé : ** Prendre en considération la santé physique et mentale en effectuant des examens de santé réguliers et en planifiant une routine d'activité physique adaptée.

- **Gestion du Stress : ** Apprendre des techniques de gestion du stress, de relaxation, ou même envisager des séances de thérapie si nécessaire pour faire face aux changements émotionnels.

Planification des Liens Sociaux et Familiaux :

- **Maintien des Relations : ** Prévoir des moyens de maintenir des liens solides avec ses collègues de travail, ses amis et sa famille après la retraite.

- **Exploration de Nouveaux Réseaux : ** Rechercher de nouvelles opportunités sociales, communautaires et de réseautage pour favoriser de nouvelles relations et de nouveaux intérêts.

Développement des Intérêts et Passe-Temps :

- **Exploration de Nouvelles Passions : ** Identifier de nouveaux intérêts, passions, ou hobbies qui peuvent occuper le temps libre intellectuellement et émotionnellement enrichissants.

- **Engagement dans des Activités Communautaires :** Explorer des moyens de s'impliquer dans des activités bénévoles ou des projets communautaires pour maintenir un sentiment de but et d'utilité.

Envisagez l'Impact sur la Routine Quotidienne :

- **Planifier la Journée :** Élaborer une nouvelle routine quotidienne qui favorise un équilibre sain entre le temps personnel, le travail, les loisirs et les engagements sociaux.

- **Gestion du Temps et de l'Énergie :** Apprendre à gérer le temps, l'énergie et les priorités de manière à maintenir un sentiment de productivité et d'engagement.

En anticipant et en se préparant soigneusement aux changements pratiques, financiers et émotionnels impliqués dans la transition vers la retraite, les individus peuvent aborder cette période avec confiance, en s'appuyant sur leurs forces pour appréhender cette nouvelle phase de la vie avec enthousiasme et une vision positive de l'avenir.

- Adapter son état d'esprit pour la retraite
- Gérer les changements de routine et d'identité.
La transition vers la retraite est une période de changement significatif dans la vie d'une personne. Voici quelques points importants à considérer lors de cette transition :

1. Ajustement de l'identité : La retraite peut souvent entraîner un changement dans l'identité professionnelle. Il est utile d'explorer d'autres aspects de son identité au-delà du travail, en se concentrant sur les rôles de parent, d'ami, de bénévole ou d'autres intérêts personnels.

2. Nouvelles routines : L'établissement de nouvelles routines est essentiel pour créer une structure et une stabilité pendant la retraite. La mise en place d'activités régulières telles que l'exercice physique, la lecture, le jardinage ou d'autres loisirs peut aider à remplir le vide laissé par la transition professionnelle.

3. Accueil du changement : Il est important d'accepter que la retraite représente un changement majeur et de se préparer à vivre de nouveaux défis et expériences tout en restant ouvert à de nouvelles opportunités.

4. Planification financière : La transition vers la retraite nécessite une planification financière soigneuse pour s'assurer que les ressources financières sont gérées de manière responsable pendant les années de retraite.

5. Soutien social : Maintenir des relations sociales saines avec la famille, les amis ou d'autres retraités peut aider à traverser cette transition. Ces relations peuvent offrir de la camaraderie, du soutien émotionnel et des opportunités de partage d'expériences.

6. Gestion du temps libre : Apprendre à gérer le temps libre peut être un défi pour certaines personnes. Il est important de trouver un équilibre entre l'activité et le repos, tout en explorant de nouvelles activités, des hobbies et des intérêts personnels.

La transition vers la retraite est une étape importante de la vie qui peut être vécue de manière positive en prenant en compte ces différents aspects pour une adaptation en douceur.

La transition vers la retraite peut être divisée en plusieurs étapes distinctes. Voici une approche générale des différentes étapes de ce processus de transition :

1. **Anticipation de la retraite** : Pendant cette première phase, les individus pensent à leur futur départ à la retraite. Cela peut susciter des sentiments d'excitation, d'incertitude ou d'appréhension, mais aussi des réflexions sur la planification financière, les aspirations personnelles et les projets à venir.

2. **Préparation à la transition** : À ce stade, les personnes commencent à élaborer des plans concrets pour leur retraite. Cela peut inclure la planification financière, la recherche d'activités post-retraite, l'exploration de nouvelles possibilités, la prise de décisions liées au logement et à la santé, et la réflexion sur l'ajustement du mode de vie.

3. **Le départ effectif en retraite** : Lorsque la date de départ à la retraite approche, les individus font face au passage à la nouvelle phase de la vie. Cela peut être un moment de célébration, mais aussi de transition émotionnelle alors qu'ils disent au revoir à leur carrière professionnelle.

4. **Phase d'ajustement initial** : Après la retraite, les personnes font l'expérience d'un ajustement aux changements majeurs dans leur routine quotidienne. Cela peut impliquer la réorganisation du temps, l'exploration de nouvelles activités, la gestion des relations sociales, et l'adaptation à un nouveau sentiment de liberté et de responsabilité personnelle.

5. **Établissement d'une nouvelle routine** : À mesure que le temps passe, de nombreuses personnes retraitées trouvent leur rythme et s'engagent dans des activités, des projets ou des engagements qui contribuent à structurer leur nouvelle vie quotidienne et à donner un sens à leur retraite.

6. **Réflexion sur son identité post-professionnelle** : Au fil du temps, les retraités peuvent entreprendre une réflexion approfondie sur leur identité personnelle en dehors du cadre professionnel. Cela peut inclure la recherche de nouvelles sources de satisfaction et de significations dans d'autres domaines de la vie.

Ces étapes de la transition vers la retraite varient en fonction des individus et peuvent nécessiter un soutien émotionnel, social, et parfois professionnel. Il est important de reconnaître que cette transition est un processus émotionnel et qu'il n'y a pas de modèle unique ou de calendrier fixe pour cette période de changement.

Adaptation Psychologique et Émotionnelle :

- **Accueillir le Changement : ** Développer une attitude d'acceptation du changement et cultiver une mentalité ouverte pour embrasser de nouvelles expériences.

- **Gestion du Stress et de l'Anxiété : ** Apprendre des stratégies de gestion du stress, de relaxation et de méditation pour apaiser les inquiétudes liées à la transition vers la retraite.

- **Exploration de l'Identité : ** Considérer la retraite comme une opportunité d'explorer de nouveaux aspects de son identité et de trouver de nouvelles sources de satisfaction et de sens.

Gestion de la Santé et du Bien-être :
- **Soins de Santé Post-Retraite : ** Assurer une transition en douceur vers de nouveaux régimes d'assurance maladie et comprendre les options de couverture médicale après la retraite.

- **Promotion de la Santé : ** Adopter des habitudes saines telles que l'exercice régulier, une alimentation équilibrée et des bilans de santé préventifs pour maintenir une bonne santé pendant la retraite.

Redéfinition des Liens Sociaux :

- **Maintien des Relations : ** Identifier des moyens de maintenir des liens étroits avec les amis, les anciens collègues et les membres de la famille après la retraite.

- **Recherche de Nouvelles Connexions : ** Explorer de nouvelles opportunités pour élargir son cercle social en rejoignant des groupes communautaires, des clubs de loisirs ou des associations locales.

Planification des Activités et des Passe-Temps :

- **Exploration d'Intérêts : ** Identifier de nouveaux passe-temps et activités qui offrent des occasions d'apprentissage, d'expression créative et de divertissement.

- **Engagement Communautaire : ** Rechercher des occasions de contribuer à la communauté par le biais du bénévolat, de la participation à des projets philanthropiques ou de la transmission de ses compétences et expériences.

Gestion du Temps et du Sens de l'Utilité :

- **Création d'une Routine Structurée : ** Développer une nouvelle routine quotidienne qui intègre des activités significatives, des loisirs, des engagements sociaux et du temps libre.

- **Poursuite du Sens de l'Utilité : ** Identifier des voies significatives pour maintenir un sentiment de contribution, que ce soit par le biais d'activités bénévoles, de mentorat ou de conseil.

En abordant la transition vers la retraite de manière proactive, en anticipant les ajustements nécessaires et en se préparant pour cette nouvelle étape de vie, les individus peuvent aborder la retraite avec calme et confiance, en capitalisant sur cette opportunité pour explorer de nouvelles voies, élargir leurs horizons et poursuivre une vie épanouissante et enrichissante.

Pour trouver un équilibre entre activités et repos, il est important d'adopter une approche intentionnelle dans la gestion de son temps et de ses activités. Voici quelques étapes concrètes pour trouver cet équilibre :

1. Évaluer ses Besoins

- Prenez le temps de réfléchir à vos préférences personnelles, à vos objectifs et à vos priorités. Cela peut vous aider à déterminer le type d'activités et la quantité de repos qui vous conviennent le mieux.

2. Planifier ses Activités

- Créez un emploi du temps ou un planning hebdomadaire qui inclut un équilibre entre des activités stimulantes et des périodes de repos. Cela pourrait impliquer des activités sociales, des loisirs, du temps pour des hobbies ou des engagements communautaires.

3. Intégrer l'Activité Physique

- Consacrez du temps à une forme d'activité physique régulière qui vous convient, que ce soit la marche, la natation, le yoga ou tout autre exercice que vous appréciez. Cela peut stimuler l'énergie et renforcer le bien-être physique et mental.

4. Planifier les Périodes de Repos

- Accordez-vous des moments de détente réguliers pour vous reposer, méditer, lire, ou simplement profiter d'une tranquillité. Ces moments sont essentiels pour permettre à votre corps et votre esprit de se ressourcer.

5. Être Flexible

- Gardez à l'esprit que la vie est changeante. Soyez prêt à adapter votre emploi du temps en fonction de vos besoins et des événements variables qui se présentent.

6. Écouter son Corps

- Apprenez à reconnaître les signaux de votre corps. Si vous ressentez de la fatigue ou du stress, accordez-vous du temps pour vous reposer et récupérer.

7. Exprimer ses Besoins

- Communiquez vos préférences et vos besoins à vos proches. Expliquez-leur l'importance pour vous de maintenir un équilibre entre activités et repos, et sollicitez leur soutien si nécessaire.

En intégrant ces pratiques dans votre vie quotidienne, vous serez en mesure de trouver votre propre équilibre entre activités stimulantes et périodes de repos, ce qui favorisera un bien-être général et une vie épanouissante.

Chapitre 9 : Trouver un équilibre entre activité et repos.

Trouver un équilibre entre les activités et le repos est essentiel pour une retraite épanouissante. Voici quelques conseils pour les retraités afin de maintenir cet équilibre :

1. Planifiez vos journées : Établir un horaire régulier peut aider à intégrer des activités, des loisirs et du repos dans votre quotidien. Cela peut inclure des plages horaires dédiées à l'exercice, à la lecture, aux passe-temps et à d'autres activités que vous appréciez, ainsi que du temps libre pour vous détendre.

2. Restez actif physiquement : L'exercice régulier est essentiel pour maintenir votre santé et votre bien-être. Trouvez des activités physiques adaptées à vos capacités, telles que la marche, la natation, le yoga ou des cours de fitness spécialement conçus pour les retraités.

3. Connaissez vos limites : Apprenez à reconnaître les signes de fatigue ou de surmenage. Ne surchargez pas votre emploi du temps et accordez-vous le repos dont votre corps et votre esprit ont besoin.

4. Cultivez des hobbies et des intérêts : Explorer de nouveaux passe-temps ou se plonger davantage dans des activités qui vous passionnent peut enrichir votre vie après la retraite. Cela peut inclure des activités artistiques, des activités manuelles, des clubs de lecture, des jeux de société, etc.

5. Pratiquez la pleine conscience et la relaxation : Intégrez des pratiques de pleine conscience, de méditation ou de relaxation dans votre routine. Ces techniques peuvent vous aider à gérer le stress et à rester calme et équilibré.

6. Restez socialement engagé : Passer du temps avec des amis, des membres de la famille, ou s'impliquer dans des activités sociales stimulantes peut offrir une connexion sociale tout en proposant des moments de détente et de plaisir.

En respectant ces conseils, vous pourrez maintenir un équilibre sain entre les activités et le repos, ce qui contribuera à une retraite épanouissante et satisfaisante.

Trouver un équilibre entre activités et repos est essentiel pour maintenir une vie saine et épanouissante, en particulier pendant la retraite. Voici quelques considérations pour trouver cet équilibre :

1. **Planification des activités** : Établissez un équilibre entre des activités stimulantes et des périodes de récupération. Assurez-vous de réserver du temps pour des loisirs, des projets personnels, mais aussi pour des moments de calme et de détente.

2. **Gestion du temps** : Organisez votre emploi du temps de manière à inclure des moments dédiés aux activités, aux interactions sociales, mais aussi des plages horaires destinées au repos et à la relaxation.

3. **Prioriser le repos** : Le repos est tout aussi important que l'activité. Accordez une attention particulière à votre sommeil et veillez à bénéficier de suffisamment de temps de récupération.

4. **Activités variées** : Privilégiez un éventail d'activités, comprenant des activités physiques, intellectuelles, sociales, créatives, et relaxantes. Cela peut apporter un équilibre entre engagement et détente.

5. **Pratique de la pleine conscience** : La pleine conscience ou la méditation peut aider à trouver un équilibre émotionnel et à favoriser un état de calme intérieur.

6. **Acceptation du besoin de repos** : Il est important de ne pas se sentir coupable de prendre du temps pour se reposer. Le repos fait partie intégrante d'un mode de vie sain.

Trouver un équilibre entre activités et repos peut grandement contribuer à maintenir une vie équilibrée et satisfaisante. Cela aide à prévenir la surcharge, le stress et l'épuisement, tout en cultivant un sentiment de bien-être global.

Trouver un équilibre entre activités et repos est essentiel pour maintenir un mode de vie sain et équilibré, en particulier pendant la retraite. Voici une exploration détaillée de ce concept crucial :

Importance de l'Équilibre :

- **Bienfaits pour la Santé : ** Un équilibre sain entre activités stimulantes et périodes de repos favorise une meilleure santé mentale, intellectuelle et physique.

- **Gestion du Stress : ** Alterner entre les périodes d'activité et de repos aide à réduire le stress, à maintenir l'énergie et à renforcer la résilience face aux défis quotidiens.

Planification d'Activités Stimulantes :

- **Engagement Social : ** Rejoindre des clubs, des associations, ou participer à des activités de groupe pour maintenir des liens sociaux et spirituels.

- **Poursuite des Intérêts : ** Consacrer du temps à des activités stimulantes telles que l'apprentissage de nouvelles compétences, les loisirs créatifs, le bénévolat ou la participation à des projets communautaires.

Gestion du Repos et de la Détente :

- **Création de Moments de Repos : ** Planifier des moments de repos réguliers pour se détendre, se ressourcer et favoriser le bien-être mental et émotionnel.

- **Pratique de la Méditation : ** Intégrer des sessions de méditation, des exercices de respiration ou des pratiques de pleine conscience pour apaiser l'esprit et le corps.

Structuration de la Journée :

- **Établissement d'une Routine : ** Structurer la journée avec une combinaison équilibrée d'activités, d'exercice physique, de temps pour les loisirs et la socialisation, et des périodes de repos.

- **Flexibilité et Adaptabilité : ** Être ouvert à ajuster sa routine en fonction des besoins individuels, des intérêts changeants et de l'évolution des préférences.

Prévoyance en Matière de Santé :

- **Soins du Corps : ** Intégrer des activités physiques modérées, des étirements ou des exercices de relaxation pour maintenir la souplesse et la force musculaire.

- **Ressourcement Mental : ** Allouer du temps pour des activités qui nourrissent l'esprit, comme la lecture, les jeux de réflexion, l'apprentissage continu ou la contemplation.

Flexibilité et Équilibre Personnel :

- **Écoute de son Corps : ** Être attentif aux signaux du corps et savoir ajuster l'activité physique et intellectuelle en fonction des besoins individuels.

- **Équilibre Entre les Activités : ** Trouver un équilibre personnel entre les différents types d'activités - cognitives, sociales, physiques - pour optimiser le bien-être global.

En recherchant un équilibre adéquat entre les activités qui nourrissent le corps et l'esprit, ainsi que des moments de repos et de détente, les personnes retraitées peuvent s'assurer une qualité de vie épanouie, tout en favorisant un sentiment de satisfaction et de bien-être général.

La retraite marque une nouvelle étape de la vie d'un individu, offrant un temps précieux pour explorer de nouveaux horizons, cultiver des intérêts longtemps négligés et renforcer les liens avec la famille et la communauté. Voici un aperçu de cette nouvelle phase de la vie d'un retraité :

Exploration de Nouvelles Passions et Passe-Temps :

Après avoir quitté la vie professionnelle, les retraités peuvent se consacrer à des activités et des intérêts qui les passionnent, qu'il s'agisse d'explorer de nouvelles formes d'expression artistique, de s'investir dans des projets communautaires ou de se plonger dans des activités sportives.

Liberté et Flexibilité :

La retraite offre une flexibilité sans précédent pour organiser son emploi du temps, voyager à sa guise, et choisir comment consacrer son temps et son énergie. Cela permet d'adopter un rythme de vie plus adaptable et de savourer la liberté retrouvée.

Renforcement des Relations Familiales :

La retraite peut être le moment de renforcer les liens familiaux, de s'engager activement dans la vie de ses proches, de voyager avec eux, et de participer à des projets qui favorisent le bien-être familial.

Engagement Social et Communautaire :

De nombreux retraités trouvent du sens et de la satisfaction dans l'engagement social et la contribution à la communauté, que ce soit à travers le bénévolat, le mentorat ou la participation à des événements locaux.

Continuité de l'Apprentissage :

La retraite ne signifie pas la fin de l'apprentissage. Au contraire, de nombreux retraités se lancent dans de nouveaux défis intellectuels, acquièrent de nouvelles compétences, suivent des cours en ligne ou s'investissent dans des activités stimulantes pour nourrir leur curiosité.

Prise en Charge de la Santé :

La retraite offre l'opportunité de se concentrer sur la santé, en adoptant des habitudes de vie saines, en suivant des soins médicaux réguliers, et en investissant du temps dans la relaxation et le bien-être mental.

Nouvelles Perspectives et Réalisations Personnelles :

Pour de nombreux retraités, la retraite est un moment propice pour accomplir des projets personnels longtemps reportés, poursuivre des aspirations longtemps négligées, ou réaliser des rêves, que ce soit à travers des voyages, des projets artistiques ou d'autres entreprises personnelles.

En somme, la retraite représente une opportunité de croissance personnelle, de découverte de soi, et de contribution significative à la société. C'est une phase de la vie propice à l'épanouissement, au renouvellement des centres d'intérêt, et à la création de nouveaux souvenirs enrichissants.
Absolument, la retraite représente une nouvelle étape passionnante de la vie, offrant une palette d'opportunités et de découvertes. Voici un complément d'informations sur cette période de transition :

Autonomie et Liberté Personnelle :

La retraite permet aux individus de prendre des décisions plus autonomes quant à la manière dont ils souhaitent organiser leur quotidien. Cette liberté renouvelée leur offre la possibilité de consacrer du temps aux activités qui les motivent et les inspirent.

Exploration de Nouveaux Horizons :

En dehors des contraintes de la vie professionnelle, les retraités peuvent se lancer dans de nouvelles aventures, explorer des destinations qu'ils n'avaient jamais visitées et s'engager dans des expériences qui alimentent leur soif d'apprentissage.

Renforcement des Relations Interpersonnelles :

La retraite offre l'occasion de consacrer davantage de temps à la famille et aux amis, et de cultiver des relations significatives. Cette période peut être propice pour créer des souvenirs inoubliables avec les êtres chers.

De nombreux retraités s'investissent dans la vie communautaire, en offrant leur temps et leur expérience par le biais du bénévolat, de l'enseignement ou de la participation à des initiatives locales qui favorisent le développement communautaire.

Équilibre Entre Activités et Repos :

Trouver un juste équilibre entre l'activité et le repos est essentiel, permettant aux retraités de profiter pleinement des activités stimulantes tout en prenant le temps de se ressourcer et de se détendre.

Valorisation de la Santé et du Bien-Être :

Cette période invite à une attention particulière à la santé et au bien-être. Les retraités ont l'opportunité de prendre soin d'eux-mêmes, à la fois sur le plan physique et émotionnel, en adoptant des pratiques de santé durable et en se concentrant sur leur équilibre mental.

Réalisation de Projets Personnels :

De nombreux retraités réalisent des projets personnels qui leur tiennent à cœur, que ce soit la publication d'un livre, l'apprentissage d'une nouvelle langue, ou l'engagement dans des activités artistiques ou entrepreneuriales qu'ils ont toujours rêvé de concrétiser.

En somme, la retraite offre une toile vierge sur laquelle les individus peuvent peindre de nouveaux horizons, cultiver des relations épanouissantes, et s'engager dans des activités qui nourrissent leur esprit et leur cœur. C'est une étape de renouveau qui permet l'épanouissement personnel, social, et intellectuel.

Chapitre 10 : Une nouvelle étape de la vie

La retraite offre de nombreuses opportunités et possibilités. On peut enfin réaliser les rêves et les projets que l'on a repoussés pendant des années en raison du travail. On peut voyager, se consacrer à des hobbies, passer du temps avec ses proches, se cultiver, pratiquer des activités sportives, etc.

Cependant, la retraite peut aussi être un défi à relever. Après des années de routine et de responsabilités professionnelles, il peut être difficile de trouver un nouvel équilibre dans sa vie. Il est important de se poser des objectifs et de planifier ses activités pour éviter de se sentir inutile ou isolé.

La retraite est également un moment où l'on peut prendre soin de sa santé et de son bien-être. Il est important de maintenir une activité physique régulière, de bien manger et de prendre le temps de se reposer. Il est également possible de s'investir dans des activités bénévoles ou associatives, ce qui permet de rester actif et de se sentir utile.

La retraite peut aussi être l'occasion de se former et de se réinventer. Beaucoup de personnes profitent de cette période pour apprendre de nouvelles compétences ou se lancer dans de nouveaux projets. Cela permet de rester stimulé mentalement et de continuer à se développer personnellement.

La retraite est une nouvelle étape de la vie qui offre de nombreuses possibilités et opportunités. C'est un moment où l'on peut enfin profiter pleinement de sa liberté et de son temps libre, tout en prenant soin de sa santé et en se réinventant. Il est important de se poser des objectifs et de planifier ses activités pour vivre cette période de manière épanouissante et équilibrée.

La retraite est indubitablement une nouvelle étape de la vie, souvent caractérisée par un ensemble de changements et de nouveaux défis. Au lieu de se concentrer sur une carrière professionnelle en cours, les individus se retrouvent confrontés à la création d'une nouvelle routine, à la recherche de significations, et à la redécouverte de soi. Voici quelques points clés qui démontrent que la retraite est effectivement une nouvelle étape de la vie :

1. **Transitions importantes** : La retraite est souvent accompagnée de transitions significatives. Les individus doivent s'adapter à des changements dans leur emploi du temps, leur identité personnelle, et leur interaction sociale, ce qui peut nécessiter du temps pour se réajuster.

2. **Opportunités d'exploration** : La retraite offre l'occasion d'explorer de nouveaux intérêts, passe-temps et activités qui n'ont peut-être pas été possibles pendant la vie professionnelle active. C'est une période propice pour poursuivre des passions longtemps négligées ou découvrir de nouveaux horizons.

3. **Réflexion sur le sens de la vie** : De nombreux retraités entreprennent une réflexion profonde sur le sens et la direction de leur vie, maintenant qu'ils ne sont plus définis par leur carrière professionnelle. Cela peut conduire à une redéfinition du but et de l'identité personnelle.

4. **Nouvelles opportunités de croissance** : La retraite peut être le moment idéal pour un nouveau départ, que ce soit sur le plan intellectuel, émotionnel, ou spirituel. Les retraités peuvent trouver des occasions de croissance personnelle et de contribution au monde sous de nouvelles formes.

5. **Adaptation aux changements** : Pour de nombreuses personnes, la retraite implique un ajustement à un nouveau mode de vie, à un rythme différent, et à de nouvelles relations sociales. Ceci peut nécessiter une adaptation émotionnelle et un apprentissage de nouvelles compétences pour naviguer dans ce chapitre de la vie.

La retraite est donc bien plus qu'une simple cessation d'activité professionnelle ; elle implique une reconfiguration de la vie quotidienne et la recherche de nouvelles sources de bonheur, de sens et de satisfaction. Plutôt que de considérer la retraite comme la fin d'une phase, il est souvent plus bénéfique de la percevoir comme le commencement d'une toute nouvelle aventure.

La retraite marque une nouvelle étape de la vie d'un individu, offrant un temps précieux pour explorer de nouveaux horizons, cultiver des intérêts longtemps négligés et renforcer les liens avec la famille et la communauté. Voici un aperçu de cette nouvelle phase de la vie d'un retraité :

Exploration de Nouvelles Passions et Passe-Temps :

Après avoir quitté la vie professionnelle, les retraités peuvent se consacrer à des activités et des intérêts qui les passionnent, qu'il s'agisse d'explorer de nouvelles formes d'expression artistique, de s'investir dans des projets communautaires ou de se plonger dans des activités sportives.

Liberté et Flexibilité :

La retraite offre une flexibilité sans précédent pour organiser son emploi du temps, voyager à sa guise, et choisir comment consacrer son temps et son énergie. Cela permet d'adopter un rythme de vie plus adaptable et de savourer la liberté retrouvée.

Renforcement des Relations Familiales :

La retraite peut être le moment de renforcer les liens familiaux, de s'engager activement dans la vie de ses proches, de voyager avec eux, et de participer à des projets qui favorisent le bien-être familial.

Engagement Social et Communautaire :

De nombreux retraités trouvent du sens et de la satisfaction dans l'engagement social et la contribution à la communauté, que ce soit à travers le bénévolat, le mentorat ou la participation à des événements locaux.

Continuité de l'Apprentissage :

La retraite ne signifie pas la fin de l'apprentissage. Au contraire, de nombreux retraités se lancent dans de nouveaux défis intellectuels, acquièrent de nouvelles compétences, suivent des cours en ligne ou s'investissent dans des activités stimulantes pour nourrir leur curiosité.

Nouvelles Perspectives et Réalisations Personnelles :

Pour de nombreux retraités, la retraite est un moment propice pour accomplir des projets personnels longtemps reportés, poursuivre des aspirations longtemps négligées, ou réaliser des rêves, que ce soit à travers des voyages, des projets artistiques ou d'autres entreprises personnelles.

En somme, la retraite représente une opportunité de croissance personnelle, de découverte de soi, et de contribution significative à la société. C'est une phase de la vie propice à l'épanouissement, au renouvellement des centres d'intérêt, et à la création de nouveaux souvenirs enrichissants.

Chapitre 11 : Comment réussir sa retraite

Réussir sa retraite peut signifier des choses différentes pour chacun, mais voici quelques stratégies générales pour vous aider à préparer et à profiter de cette phase de la vie :

1. **Planification financière** : Assurez-vous d'avoir une stratégie de revenu pour la retraite en place. Cela pourrait impliquer l'épargne-retraite comme un 401(k), IRA ou un régime de retraite fourni par votre employeur, ainsi que d'autres investissements.

2. **Budget** : Déterminez combien vous aurez besoin pour vivre confortablement à la retraite et créez un budget. Prenez en compte l'inflation et l'augmentation potentielle des frais médicaux.

3. **Santé** : Gardez une routine d'exercice régulière et une alimentation saine pour minimiser les futurs problèmes de santé. Pensez également à une assurance santé appropriée.

4. **Socialisation** : Restez socialement actif en entretenant des amitiés, en participant à des activités de groupe ou en s'engageant dans votre communauté.

5. **Loisirs et passions** : La retraite est le moment parfait pour s'adonner à des hobbies, apprendre de nouvelles compétences ou poursuivre des projets personnels.

6. **Planification successorale** : Assurez-vous que vos affaires financières sont en ordre. Cela comprend la mise à jour de votre testament, la planification successorale et peut-être la consultation avec un avocat spécialisé dans la planification de la succession.

7. **Habitation** : Réfléchissez à votre lieu de résidence idéal. Beaucoup de retraités optent pour le downsizing ou déménagent dans des communautés adaptées aux seniors.

8. **Essayer avant de s'engager** : Si vous envisagez de déménager ou de changer de style de vie, essayez-le d'abord pendant une courte période pour voir si cela vous convient.

9. **Bénévolat** : Beaucoup de retraités trouvent une source de satisfaction à donner de leur temps aux autres.

10. **Éducation continue** : Des cours universitaires ou des ateliers peuvent fournir des stimulations intellectuelles et sociales.

11. **Voyage** : Si vous aimez découvrir de nouveaux lieux, la retraite peut être une bonne occasion de voyager, que ce soit localement ou à l'étranger.

C'est également important de rester flexible et de s'adapter aux changements qui se présentent à vous pendant la retraite. Certaines personnes peuvent même envisager de travailler à temps partiel ou devenir consultants dans leur domaine professionnel. La clé est de trouver un équilibre qui vous rend heureux et satisfait.

Une retraite épanouissante et réussie est à portée de main. En planifiant activement et en adoptant une attitude positive, il est possible de transformer cette transition en une période de renouveau, d'épanouissement personnel et de nouvelles opportunités. Se donner le temps de s'adapter, d'explorer de nouveaux horizons et de cultiver ses relations est essentiel pour vivre une retraite épanouissante et réussie.

Réussir sa retraite implique de bien se préparer à plusieurs niveaux : financier, bien-être et activités personnelles. Voici quelques conseils clés pour y parvenir :

1. **Planification financière** :
   - Épargnez tôt et régulièrement pour maximiser l'effet des intérêts composés.
   - Profitez des plans d'épargne retraite, comme les plans d'épargne en entreprise ou les contrats d'assurance-vie, pour bénéficier d'avantages fiscaux.
   - Budgétisez vos dépenses pour s'adapter à votre nouvelle source de revenu.
   - Obtenez des conseils d'un planificateur financier si nécessaire.

2. **Santé et bien-être** :
   - Adoptez un mode de vie sain : alimentation équilibrée, exercice régulier et suivi médical.
   - Cultivez votre bien-être mental par la méditation, le yoga ou d'autres pratiques de relaxation.

3. **Réseau social et famille** :
   - Maintenez et développez votre réseau d'amis et de connexions sociales pour combattre l'isolement.
   - Investissez du temps dans les relations familiales, cela peut être l'occasion de renforcer les liens avec vos proches.

4. **Loisirs et épanouissement personnel** :
   - Poursuivez vos passions ou découvrez-en de nouvelles. La retraite est le moment idéal pour s'adonner à des hobbies ou des activités que vous n'aviez pas le temps de pratiquer auparavant.
   - Envisagez le bénévolat. Cela peut être une source d'épanouissement personnel et de contribution à la communauté.

5. **Éducation et croissance personnelle** :
   - Gardez votre cerveau actif par l'apprentissage continu, que ce soit par des cours en ligne, des conférences ou des ateliers.
   - Lisez régulièrement sur divers sujets pour maintenir une curiosité intellectuelle.

6. **Habitation** :
   - Réfléchissez à l'endroit où vous souhaitez vivre. Certaines personnes préfèrent rester dans leur domicile familial, alors que d'autres choisissent de déménager dans un environnement plus petit ou plus adapté.
   - Considérez les coûts et les avantages d'une éventuelle mutation géographique, en tenant compte notamment du climat, de la proximité de la famille et des services de santé.

7. **Planification à long terme** :
   - Pensez à votre volonté et à la planification successorale. Avoir ces documents en ordre peut apporter de la tranquillité d'esprit à vous et à vos proches.
   - Envisagez de souscrire une assurance dépendance qui pourrait aider à couvrir les frais de soins de longue durée si nécessaire.

Se préparer petit à petit à tous ces aspects peut aider à vivre une retraite plus sereine et épanouissante.

Une vie épanouissante pendant la retraite est souvent le résultat d'une planification attentive et d'une approche proactive du changement de mode de vie. Voici quelques éléments clés et suggestions pour favoriser l'épanouissement pendant la retraite :

1. **Engagement social** :
   - Participez à des groupes communautaires ou clubs qui reflètent vos intérêts.
   - Engagez-vous dans des activités bénévoles pour rester actif et apporter une contribution significative à la société.

2. **Passions et loisirs** :
   - Redécouvrez les hobbies que vous n'aviez pas le temps de pratiquer ou développez de nouvelles passions.
   - Considérez de reprendre ou de commencer une activité artistique comme la peinture, la musique, ou l'écriture.

3. **Voyages et exploration** :
   - Planifiez des voyages pour explorer de nouveaux endroits ou pour visiter de la famille et des amis.
Voyager et explorer de nouveaux endroits peut être une expérience extrêmement enrichissante pour les personnes retraitées. Cela offre l'occasion de découvrir de nouveaux horizons, de vivre de nouvelles expériences, de s'immerger dans des cultures différentes et de créer des souvenirs durables. Voici quelques conseils pour voyager en tant que retraité :

3. **Planification anticipée** : Prenez le temps de planifier votre voyage avec soin. Tenez compte de vos besoins en matière de santé, de mobilité et veillez à ce que votre itinéraire soit adapté à votre rythme.

4. **Choix de destinations selon ses intérêts** : Optez pour des destinations qui correspondent à vos intérêts personnels, qu'il s'agisse de la nature, de l'histoire, de la cuisine, de l'art ou d'autres activités spécifiques.

5. **Voyages à petits groupes ou voyages organisés** : Rejoindre des voyages organisés ou des circuits en petits groupes peut offrir une certaine sécurité et une ambiance sociale agréable, tout en explorant de nouveaux endroits.

6. **Flexibilité de temps** : En tant que retraité, vous avez souvent la liberté de voyager en dehors des périodes de forte affluence, ce qui peut rendre les voyages plus agréables et moins stressants.

7. **Sécurité et santé à l'étranger** : Assurez-vous d'avoir une assurance voyage adéquate et des documents médicaux nécessaires si vous voyagez à l'étranger. Planifiez en conséquence pour les soins de santé si nécessaire.

8. **Investir dans des expériences locales** : Explorez la culture locale en participant à des activités authentiques, en goûtant à la cuisine locale, en assistant à des événements ou en interagissant avec les habitants.

9. **Voyages intergénérationnels** : Profitez de voyages en famille pour passer du temps de qualité avec les enfants et les petits-enfants, partagez vos connaissances et créez des souvenirs inoubliables.

10. **Rester flexible et ouvert** : Les voyages peuvent parfois être imprévus, restez flexible et ouvert aux nouvelles expériences et rencontres.

En résumé, le voyage peut enrichir la vie des personnes retraitées en leur offrant la possibilité de découvrir de nouvelles cultures, de créer des liens significatifs et de rester stimulées mentalement. En gardant à l'esprit quelques conseils pratiques, les voyages peuvent être une source de joie et de découverte à tout âge.

   - Rejoignez un groupe de voyage ou une organisation qui propose des voyages pour les seniors.

Rejoindre un groupe de voyage ou une organisation destinée aux seniors est une excellente manière de voyager en toute sécurité, de socialiser avec des personnes partageant les mêmes intérêts et de profiter d'expériences uniques. Voici quelques avantages à rejoindre de tels groupes ou organisations :

1. **Sécurité et commodité** : Les groupes de voyage pour seniors offrent souvent des itinéraires soigneusement planifiés, des hébergements sécurisés et un soutien logistique pour rendre le voyage plus confortable.

2. **Expériences adaptées** : Ces groupes comprennent généralement des activités et des visites adaptées aux besoins des seniors, prenant en compte les préoccupations de santé et de mobilité.

3. **Environnement social favorable** : Voyager avec d'autres seniors offre la possibilité d'établir de nouvelles amitiés, de partager des moments forts et de profiter d'un environnement social inclusif.

4. **Réductions et avantages** : Certains groupes de voyage offrent des tarifs spéciaux, des réductions pour les activités et l'hébergement, ce qui peut rendre les voyages plus abordables.

5. **Expertise et soutien** : Les organisateurs de ces groupes ont souvent une connaissance approfondie des besoins des seniors en matière de voyage, offrant ainsi une assistance appropriée tout au long de l'expérience de voyage.

6. **Facilité de planification** : En rejoignant un groupe de voyage, vous pouvez éviter le stress lié à la planification détaillée d'un voyage, car la majorité des détails sont pris en charge par le groupe.

Lorsque vous cherchez un groupe de voyage ou une organisation pour les seniors, assurez-vous de vérifier les témoignages, les recommandations et les offres spéciales pour trouver celui qui correspond le mieux à vos besoins et à vos envies de voyage. Que vous préfériez voyager en petits groupes, profiter de circuits organisés ou participer à des croisières spéciales pour seniors, il existe de nombreuses options pour rendre votre expérience de voyage enrichissante et mémorable.

7. **Bien-être physique** :
 - Intégrez l'exercice physique régulièrement à votre routine, en choisissant des activités que vous appréciez et qui sont adaptées à votre condition physique.

Le maintien du bien-être physique est essentiel pour les retraités afin de conserver une bonne santé et qualité de vie. Voici quelques conseils pour aider à promouvoir le bien-être physique des retraités :

1. **Exercice régulier** : L'activité physique régulière est fondamentale pour maintenir la force musculaire, la flexibilité, l'équilibre et la santé cardiovasculaire. Des activités comme la marche, la natation, le yoga, le tai-chi ou des exercices de musculation adaptés peuvent être bénéfiques.

2. **Alimentation saine** : Une alimentation équilibrée et nutritive est importante pour maintenir la santé. Assurez-vous d'inclure une variété de fruits, de légumes, de protéines maigres et de grains entiers dans votre alimentation.

3. **Gestion du poids** : Maintenir un poids corporel sain contribue à réduire le risque de certaines maladies chroniques. Associez une alimentation équilibrée à un niveau d'activité physique adapté pour maintenir un poids santé.

4. **Gestion du stress** : Des activités de gestion du stress comme la méditation, la respiration profonde, le yoga ou la marche peuvent aider à réduire le stress, à favoriser la relaxation et à améliorer le bien-être général.

5. **Sommeil de qualité** : Le sommeil joue un rôle crucial dans la santé physique. Assurez-vous de maintenir une routine de sommeil régulière et de créer un environnement propice au repos.

6. **Visites régulières chez le médecin** : Les examens médicaux réguliers et le suivi des conditions de santé existantes sont importants pour détecter et traiter tout problème de santé potentiel.

7. **Prévention des chutes** : Assurez-vous que votre environnement à la maison est sûr pour éviter les chutes accidentelles. Des exercices visant à améliorer l'équilibre et la force des jambes peuvent être bénéfiques.

8. **Limitation des comportements à risque** : Évitez le tabagisme, la consommation excessive d'alcool et adoptez une approche équilibrée vis-à-vis des médicaments et des suppléments.

9. **Activités de loisirs actives** : Participer à des activités de loisirs actives telles que la danse, la randonnée, le jardinage ou la natation peut contribuer à maintenir la forme physique tout en étant agréables.

En adoptant ces pratiques et en restant actif, les retraités peuvent maintenir leur bien-être physique, renforcer leur résistance et profiter d'une meilleure qualité de vie pendant leurs années de retraite.

- Faites attention à votre alimentation et assurez un suivi médical régulier.
Voici deux points essentiels pour le bien-être des retraités. Assurer une alimentation
équilibrée et un suivi médical régulier sont des piliers cruciaux pour maintenir une bonne
santé et un bien-être physique optimal tout au long de la retraite.

Alimentation équilibrée :
- Consommer une variété d'aliments comprenant des fruits, des légumes, des protéines
maigres, des produits céréaliers complets et des graisses saines peut favoriser une bonne santé.
- Éviter les excès en matières grasses, en sucres et en sel est également recommandé.
- Boire suffisamment d'eau est essentiel pour rester bien hydraté.

Une alimentation saine et équilibrée est cruciale pour les retraités, car elle contribue à
maintenir une bonne santé, à renforcer le système immunitaire et à réduire le risque de
maladies chroniques. Voici quelques principes clés pour une alimentation saine en période de
retraite :

1. **Fruits et légumes** : Intégrez une variété de fruits et de légumes dans votre alimentation.
Ceux-ci sont riches en antioxydants, en vitamines et en minéraux essentiels pour la santé.

2. **Céréales complètes** : Optez pour des grains entiers tels que le riz brun, le pain complet,
les pâtes complètes, l'avoine, etc. Ils fournissent des fibres, des protéines et d'autres
nutriments importants.

3. **Protéines maigres** : Choisissez des sources de protéines maigres comme la volaille, le
poisson, les légumineuses, le tofu et les œufs. Ces aliments apportent des protéines de haute
qualité avec moins de graisses saturées.

4. **Produits laitiers faibles en gras** : Optez pour des produits laitiers faibles en gras ou
sans gras pour obtenir du calcium, de la vitamine D et d'autres nutriments importants pour la
santé des os.

5. **Graisses saines** : Consommez des graisses saines telles que l'huile d'olive, les avocats,
les noix et les graines. Ces graisses favorisent la santé cardiovasculaire.

6. **Limitation des sucres ajoutés et des aliments transformés** : Évitez les aliments riches
en sucres ajoutés, en gras trans et en sodium. Privilégiez les aliments frais et non transformés.

7. **Hydratation optimale** : Assurez-vous de rester hydraté en buvant suffisamment d'eau
tout au long de la journée.

8. **Contrôle des portions** : Portez une attention particulière à la taille des portions pour
éviter de consommer des calories excessives.

En adoptant ces principes d'alimentation saine, les retraités peuvent renforcer leur bien-être
général, maintenir un poids santé et réduire le risque de maladies chroniques tout en profitant
pleinement de leur retraite.

Suivi médical régulier :
- Les examens de santé réguliers, y compris la mesure de la pression artérielle, des niveaux de
cholestérol, des tests de dépistage du cancer, et des contrôles de routine, sont essentiels pour

détecter et prévenir des problèmes de santé potentiels.
- Établir une relation continue avec un fournisseur de soins de santé qui peut répondre à vos besoins spécifiques est crucial.

En veillant à ces aspects, les retraités peuvent maintenir un bon état de santé, prévenir les complications médicales potentielles et profiter pleinement de leur retraite.

1. **Bien-être mental et émotionnel** :
   - Pratiquez des activités de détente et de méditation pour maintenir une bonne santé mentale.
   - Participez à des groupes de discussion ou des ateliers qui favorisent la réflexion et l'échange intellectuel.

2. **Relations familiales** :
   - Cultivez et nourrissez vos relations avec les enfants, petits-enfants et amis proches.
   - Organisez des réunions de famille ou des événements spéciaux.

3. **Faire un bilan de vie** :
   - Profitez de ce moment pour réfléchir à votre vie passée et aux réalisations dont vous êtes fier.
   - Établissez des objectifs pour l'avenir, même s'ils sont de petite envergure, pour garder un sentiment de but et de progression.

5. **Prévoir le futur** :
   - Organisez vos affaires légales et financières pour éviter toute préoccupation inutile plus tard.

Chaque personne étant unique, l'important est de construire une retraite qui correspond à vos valeurs propres, à vos désirs et qui vous apporte satisfaction et joie.

Faire du jardinage et de la pêche sont des activités particulièrement appréciées par de nombreux retraités, offrant bien plus que de simples loisirs. Ces activités peuvent améliorer la qualité de vie d'une personne à la retraite de différentes manières :

1. **Jardinage** :
   - **Bienfaits physiques** : Le jardinage est une activité physique modérée qui peut aider à maintenir la mobilité, la flexibilité et l'endurance. Il sollicite divers groupes musculaires et favorise la coordination.
   - **Bienfaits mentaux** : Il a été scientifiquement prouvé que le jardinage diminue le stress et améliore l'humeur grâce à la libération de sérotonine et de dopamine, neurotransmetteurs liés au bien-être.
   - **Nutrition** : Cultiver vos propres fruits, légumes et herbes peut non seulement être une source de plaisir, mais aussi contribuer à une alimentation saine.
   - **Connexion à la nature** : Le contact avec la terre et le cycle de vie des plantes peut renforcer le sentiment de connexion à la nature et à l'environnement.
   - **Créativité** : Concevoir et entretenir un jardin est une œuvre de créativité et d'expression personnelle.

2. **Pêche** :
   - **Relaxation** : La pêche est souvent perçue comme une activité méditative, le silence et l'attente encourageant la patience et la réduction du stress.

  - **Plein air** : Passer du temps à l'extérieur augmente l'exposition à la vitamine D et permet de bénéficier des avantages du grand air pour la santé.
  - **Socialisation** : Bien que la pêche puisse être une activité solitaire, elle offre également des occasions de socialiser avec des amis et des membres de la communauté partageant les mêmes intérêts.
  - **Développement de compétences** : La pêche peut être complexe, elle demande l'apprentissage de diverses techniques, ce qui stimule l'activité cérébrale et le désir d'apprendre.

Conseils pour commencer :
  - **Pour le jardinage** : Commencez petit, avec un parterre de fleurs ou des bacs de culture pour les légumes. Utilisez des outils ergonomiques pour minimiser la contrainte physique. Pensez à la permaculture ou à des alternatives qui demandent moins de maintenance.
  - **Pour la pêche** : Recherchez les réglementations locales concernant la pêche dans votre région. Pour les débutants, des excursions guidées peuvent être un bon moyen de commencer. Investissez dans un équipement de base de qualité et apprenez les fondamentaux de la sécurité de la pêche.

Il est important d'adapter ces activités à vos capacités physiques et personnelles. Le jardinage peut toujours être pratiqué à l'aide de bacs surélevés ou de conteneurs pour ceux qui ont des difficultés à se pencher ou à s'agenouiller, et la pêche peut être pratiquée depuis un quai ou la berge pour un accès plus facile. Ces activités permettent non seulement de remplir le temps d'une manière agréable, mais contribuent également de manière significative à votre bien-être général.

La natation est une excellente activité pour les retraités, car elle offre de nombreux avantages pour la santé physique et mentale tout en étant généralement bien tolérée par tous les âges et tous les niveaux de forme physique. Voici quelques points importants sur la natation pour les retraités :

1. **Bienfaits pour la santé physique** :

  - **Impact faible** : La natation est une forme d'exercice à faible impact, ce qui signifie qu'elle est douce pour les articulations et convient aux personnes souffrant d'arthrite ou d'autres affections articulaires.

  - **Renforcement musculaire** : L'eau offre une résistance naturelle, ce qui peut aider au renforcement de différents groupes musculaires sans l'utilisation d'équipement supplémentaire.

  - **Soutien cardiovasculaire** : Comme forme d'exercice aérobie, la natation augmente le rythme cardiaque et peut aider à améliorer la santé du cœur et des poumons.

  - **Flexibilité** : Les mouvements dans l'eau peuvent également améliorer la flexibilité et l'amplitude des mouvements.

2. **Bienfaits pour la santé mentale** :

  - **Réduction du stress** : L'acte de nager peut-être extrêmement relaxant et méditatif, aidant à réduire le stress et l'anxiété.

- **Stimulation mentale** : Apprendre de nouvelles techniques de nage ou participer à des cours peut être stimulant pour le cerveau.

3. **Socialisation** :

   - La natation peut être une activité sociale, surtout si vous rejoignez un club de natation ou participez à des cours d'aquagym, favorisant les interactions et l'établissement de liens avec les autres.

4. **Accessibilité** :

   - De nombreux centres de loisirs et de fitness proposent des piscines avec des horaires adaptés pour les seniors, ainsi que des escaliers et des ascenseurs pour faciliter l'entrée et la sortie de l'eau.

5. **Conseils pratiques** :

   - **Commencez doucement** : Si vous n'avez pas nagé depuis quelque temps, commencez lentement et augmentez progressivement la durée et l'intensité de votre pratique.

   - **Échauffement et récupération** : Prenez le temps de vous échauffer avant de nager et de vous étirer après pour prévenir les blessures.

   - **Hydratation** : Même dans l'eau, il est important de rester hydraté, donc n'oubliez pas de boire régulièrement.

   - **Sécurité** : Choisissez des piscines où des sauveteurs sont présents et ne nagez jamais seul si vous êtes dans un nouveau programme de natation ou si vous avez des préoccupations de santé.

6. **Programmes adaptés** :

   - De nombreuses piscines offrent des programmes spécifiques pour les retraités, tels que des cours de natation adaptés, de l'aquagym ou de l'aqua-zumba, qui peuvent être à la fois amusants et bénéfiques.

La natation est une activité enrichissante qui peut aider les retraités à rester actifs, à entretenir leur forme physique, à faire des rencontres et à profiter pleinement de leur temps libre.

L'engagement dans des activités intellectuelles est cruciale pour les retraités, car elle stimule l'esprit et peut aider à maintenir la santé cognitive. Voici diverses activités intellectuelles bénéfiques pour les retraités :

1. **Lecture et clubs de lecture** :
   - La lecture est une manière fantastique de garder l'esprit aiguisé et peut être à la fois éducative et divertissante.
   - Rejoindre un club de lecture local ou en ligne peut aussi offrir des opportunités de socialisation.

2. **Jeux de réflexion** :
   - Les jeux de société, les échecs, le bridge, les puzzles et les mots croisés sont des exemples de jeux qui stimulent la réflexion et la stratégie.

3. **Éducation permanente** :
   - Les cours universitaires pour seniors, souvent proposés par les universités ou les collèges communautaires, sont une excellente façon de continuer l'apprentissage.
   - Les plateformes d'apprentissage en ligne telles que Coursera, Udemy ou Khan Academy offrent des cours dans une multitude de sujets.

4. **Écriture** :
   - Écrire des histoires, tenir un journal, ou écrire des mémoires sont des activités excellentes pour la mémoire et l'expression créative.

5. **Conférences et séminaires** :
   - Assister à des conférences, des séminaires ou des exposés sur des sujets d'intérêt peut être à la fois instructif et stimulant.

6. **Art et artisanat** :
   - Des activités telles que la peinture, le dessin ou la poterie encouragent la créativité tout en améliorant la capacité de concentration et la coordination œil-main.

7. **Apprendre une nouvelle langue** :
   - L'apprentissage d'une nouvelle langue est un défi mental formidable qui peut aussi préparer à des voyages et à des interactions culturelles enrichissantes.

8. **Enseignement et bénévolat** :
   - Partager ses connaissances en devenant tuteur, mentor, ou bénévole dans des écoles peut être gratifiant et intellectuellement stimulant.

9. **Jeux vidéo éducatifs et applications de développement cérébral** :
   - Des jeux vidéo conçus pour stimuler la mémoire, la logique et la vitesse de traitement de l'information peuvent être bénéfiques.

10. **Musique** :
   - Apprendre à jouer d'un instrument ou se joindre à une chorale peut améliorer la cognition en plus de fournir une agréable distraction.

11. **Débats et groupes de discussion** :
   - Participer à des groupes de discussion locaux ou en ligne sur des sujets variés comme la politique, l'histoire ou la philosophie peut être très stimulant.

Pour tirer le meilleur parti de ces activités, il est recommandé de choisir celles qui non seulement font appel à l'intellect, mais procurent également du plaisir et un sens de l'accomplissement. C'est également une bonne idée d'intégrer une variété d'activités pour solliciter différentes parties du cerveau et rester engagé de multiples façons.

Travail en temps partiel si possible

Le travail à temps partiel pour les retraités peut offrir de nombreux avantages, notamment sur le plan financier, social et personnel. Voici quelques points à considérer pour les retraités envisageant un emploi à temps partiel :

1. **Revenu supplémentaire** : Le travail à temps partiel peut offrir un revenu supplémentaire, ce qui peut être utile pour compléter la retraite, réaliser des projets personnels ou simplement améliorer son niveau de vie.

2. **Maintien de la routine** : Le travail à temps partiel peut aider les retraités à conserver une routine, à rester actifs et à maintenir un certain niveau d'engagement professionnel, ce qui peut être bénéfique sur le plan mental et émotionnel.

3. **Nouvelles compétences et intérêts** : Un emploi à temps partiel peut offrir l'opportunité d'explorer de nouvelles compétences ou de s'engager dans des domaines qui suscitent un intérêt personnel, ce qui peut être gratifiant et stimulant.

4. **Interaction sociale** : Le travail à temps partiel permet de maintenir des interactions sociales régulières, de tisser de nouveaux liens et de rester connecté à la communauté, ce qui contribue au bien-être social et émotionnel.

5. **Flexibilité** : Les emplois à temps partiel offrent souvent une certaine flexibilité en ce qui concerne les horaires, ce qui peut convenir aux retraités souhaitant profiter de leur temps libre tout en poursuivant une activité professionnelle.

6. **Équilibre travail-retraite** : Pour certains, retourner au travail à temps partiel permet de trouver un nouvel équilibre entre la vie active et la retraite, en combinant les aspects positifs des deux pour une expérience enrichissante.

Lorsque l'on considère un travail à temps partiel à la retraite, il est important de prendre en compte ses propres besoins, limites et objectifs personnels. La recherche d'opportunités flexibles, adaptées à vos compétences et centres d'intérêt peut garantir une expérience de travail épanouissante et équilibrée.

Une retraite heureuse et réussie un choix ?
Absolument, la manière dont on aborde sa retraite joue un rôle significatif dans la qualité de cette nouvelle étape de la vie. Faire le choix de s'investir dans des activités enrichissantes, de maintenir des relations sociales actives, de poursuivre des intérêts personnels variés et de prendre soin de sa santé physique et mentale peut contribuer à une retraite heureuse et réussie.

Un sentiment de contrôle sur son propre bien-être émotionnel, social et physique peut jouer un rôle déterminant dans le bon déroulement de cette période. Trouver un équilibre entre la relaxation, les loisirs, le maintien de l'engagement intellectuel et social, ainsi que la gestion financière prudente, est essentiel.

Se fixer des objectifs personnels, qu'ils soient liés à la santé, aux activités de loisir, à l'exploration de nouveaux horizons ou à la participation à des causes bénévoles, peut apporter un sens et une satisfaction personnelle importants.

En fin de compte, choisir de vivre une retraite heureuse et réussie implique souvent un état d'esprit positif, une ouverture d'esprit face à de nouvelles expériences, une connexion avec les autres et une appréciation des moments présents. Ce choix délibéré peut conduire à une période de retraite pleine de sens, de bonheur et de récompenses, quel que soit l'âge.

Choisir d'avoir une vie heureuse pendant la retraite implique une approche intentionnelle et proactive pour cultiver le bonheur, la satisfaction et le bien-être émotionnel tout au long de cette période. Voici quelques stratégies pour faire ce choix :

1. **Cultiver la gratitude** : Prendre le temps de reconnaître et d'apprécier les éléments positifs de la vie quotidienne peut contribuer à entretenir une perspective optimiste.

2. **Maintenir des relations significatives** : Investir du temps et de l'énergie dans les relations avec la famille, les amis et les communautés locales peut renforcer le soutien social et le bien-être émotionnel.

3. **Poursuivre des intérêts personnels** : Engager des activités enrichissantes, qu'il s'agisse de loisirs, de bénévolat, d'apprentissage continu, ou de la poursuite de projets significatifs qui apportent joie et épanouissement.

4. **Prendre soin de sa santé** : Accorder une attention particulière à la santé physique, mentale, et émotionnelle en adoptant des habitudes saines, en restant actif, et en cherchant du soutien en cas de besoin.

5. **Voyager et explorer** : Profiter de l'occasion pour découvrir de nouveaux endroits, vivre des expériences enrichissantes, et cultiver un sentiment d'aventure.

6. **Pratiquer la résilience** : Développer des compétences pour faire face aux défis et aux changements inattendus, et chercher à se relever plus fort après des moments difficiles.

7. **Avoir un état d'esprit positif** : Cultiver une attitude optimiste et une vision constructive de la vie peut contribuer à un plus grand sentiment de bonheur et de satisfaction.

8. **Contribuer à la communauté** : Trouver des moyens de s'engager dans des activités bénévoles ou des projets qui apportent du bien à la société peut donner un sens et une satisfaction profonde.

Lors de la retraite, faire le choix d'une vie heureuse implique souvent de s'engager activement dans des activités, des relations et des expériences qui apportent un sentiment de joie, de sens et d'accomplissement. Ce choix peut jouer un rôle majeur pour façonner une période de la vie épanouissante et gratifiante.

Ce qu'il faut éviter pendant la retraite

Lorsqu'on est à la retraite, il est important d'éviter certaines erreurs qui pourraient avoir un impact négatif sur votre bien-être et votre qualité de vie. Voici quelques choses à éviter :

1. **Isolation sociale** : Évitez de vous isoler. La retraite ne signifie pas que vous devez arrêter de socialiser. Il est important de maintenir des relations amicales et familiales actives pour votre bien-être émotionnel.

2. **Sédentarité** : Évitez de rester inactif. Il est crucial de rester actif physiquement pour maintenir votre santé et votre mobilité. Trouvez des activités physiques qui vous plaisent et qui conviennent à votre condition physique.

3. **Manque de planification financière** : Évitez de négliger la planification financière. Assurez-vous de gérer vos finances de manière responsable, en évitant les dépenses excessives et en planifiant votre budget pour la retraite.

4. **Négliger la santé mentale** : Évitez de négliger votre bien-être mental. Prenez soin de votre santé mentale en cherchant des activités stimulantes, des interactions sociales et en restant mentalement engagé.

5. **Se laisser aller sur le plan de la santé** : Évitez de négliger votre santé physique. Assurez-vous de consulter régulièrement votre médecin et de suivre un mode de vie sain comprenant une alimentation équilibrée et de l'exercice régulier.

6. **Manque de projets et de passions** : Évitez de vous sentir inutile ou désœuvré. Cherchez des projets, des hobbies, des engagements bénévoles ou des activités qui vous passionnent pour maintenir un sentiment de but et de productivité.

7. **Prise de décisions impulsives** : Évitez de prendre des décisions financières importantes de manière impulsive. Prenez le temps de réfléchir et de consulter un professionnel si nécessaire avant de prendre des décisions financières importantes.

En évitant ces pièges courants, vous pouvez vous assurer que votre retraite sera une période de votre vie enrichissante et épanouissante. Cela vous permettra de maintenir votre bien-être physique, mental, social et financier tout au long de cette nouvelle étape.

8. **La négligence de la santé** : Évitez de négliger votre bien-être. Assurez-vous de prendre soin de votre santé physique, mentale et émotionnelle en consultant des professionnels de la santé si nécessaire.

9. **L'attachement excessif au passé** : Évitez de rester trop attaché au passé professionnel. Cherchez à vous concentrer sur le présent et à explorer de nouvelles opportunités.

10. **La procrastination** : Évitez de remettre à plus tard les projets ou les activités qui vous tiennent à cœur. La vie est précieuse, profitez-en pleinement.

11. **Le manque de sens** : Évitez de vous sentir dépourvu de but. Cherchez des activités ou des engagements qui vous procurent un sentiment de signification et de contribution.

En évitant ces pièges courants, il est plus probable de maintenir une retraite gratifiante, épanouissante et équilibrée. Cherchez à cultiver un état d'esprit positif, restez ouvert aux nouvelles expériences, et continuez à explorer les possibilités qui vous permettront de vivre une vie de retraité enrichissante.

Chapitre 12 : Les secrets d'une retraite réussie

Les clés d'une retraite réussie résident souvent dans la capacité à trouver un équilibre, à maintenir une attitude positive, et à s'engager activement dans des activités qui apportent un sentiment de satisfaction et de bien-être. Voici quelques "secrets" qui peuvent contribuer à une retraite réussie :

1. **Maintenir des liens sociaux forts** : Cultiver des relations significatives, rester connecté avec la famille, les amis et la communauté peut jouer un rôle crucial dans le maintien du bien-être émotionnel.

2. **Adopter un état d'esprit positif et résilient** : Faire preuve d'optimisme, chercher des opportunités dans les défis, et développer un esprit résilient face aux changements peuvent aider à surmonter les difficultés rencontrées pendant la transition vers la retraite.

3. **Explorer de nouveaux horizons** : Découvrir de nouvelles passions, apprendre de nouvelles compétences, ou explorer de nouveaux lieux peuvent apporter un sentiment de découverte et de croissance personnelle.

4. **Prendre soin de sa santé** : c'est important j'insiste sur ce point car accorder de l'importance à la santé physique, mentale et émotionnelle, en cherchant un équilibre entre l'activité et le repos, et en ayant recours à des soins médicaux si nécessaire est indispensable dans cette nouvelle phase de la vie.

5. **Planifier des activités significatives** : S'engager dans des activités qui apportent un sens, une satisfaction personnelle, et un sentiment de réalisation peut contribuer à une retraite épanouissante.

6. **Pratiquer la gratitude** : Reconnaître et apprécier les aspects positifs de la vie, notamment en tenant un journal de gratitude, peut favoriser un état d'esprit positif.

7. **Rester ouvert aux opportunités** : Être ouvert à de nouvelles expériences, à de nouveaux apprentissages, et à de nouvelles connexions peut enrichir la retraite.

8. **Adapter le rythme de vie** : Trouver un équilibre entre le temps passé à s'engager dans des activités et des projets, et le temps consacré au repos et à la relaxation.

En cultivant ces attitudes et en poursuivant ces pratiques, il est plus probable de vivre une retraite épanouissante et gratifiante, marquée par un sentiment de bien-être, de croissance personnelle, et de relations significatives.

Une retraite rêvée

Une retraite rêvée peut prendre de nombreuses formes en fonction des aspirations, des intérêts et des valeurs de chaque individu. Cependant, voici quelques éléments qui pourraient contribuer à créer une retraite idéale :

1. **Exploration et aventure** : Voyager vers des destinations exotiques, faire des excursions dans des lieux inspirants, et vivre des expériences culturelles enrichissantes.

2. **Engagement social et communautaire** : S'impliquer dans des initiatives de bénévolat, participer à des activités de groupe, et cultiver des liens solides avec la famille, les amis, et la communauté.

3. **La poursuite de passions personnelles** : Avoir le temps de se consacrer à des hobbies, des projets artistiques, de la musique, des activités littéraires, ou tout autre domaine qui éveille la passion.

4. **Confort et relaxation** : Disposer d'un espace de vie confortable, tranquille et accueillant pour profiter de moments de tranquillité et de détente.

5. **Croissance personnelle** : Continuer à apprendre et à élargir ses horizons en poursuivant des études, en explorant de nouveaux domaines de connaissances, ou en apprenant de nouvelles compétences.

6. **Sécurité financière et stabilité** : Avoir la tranquillité d'esprit en ce qui concerne les aspects financiers de la retraite et disposer d'une planification financière solide.

7. **Un équilibre entre solitude et interaction sociale** : Avoir la possibilité de profiter de moments de solitude et de réflexion personnelle, tout en maintenant des interactions sociales enrichissantes et significatives.

Une retraite rêvée est donc souvent caractérisée par une combinaison harmonieuse d'activités stimulantes, de temps pour la détente, de liens sociaux solides, et d'opportunités de croissance personnelle. Elle est le reflet des aspirations uniques de chaque individu, offrant une possibilité de réaliser ses rêves et de trouver un équilibre dans cette nouvelle phase de la vie.

La retraite offre une opportunité précieuse de profiter pleinement de la vie et de s'épanouir de diverses manières. Voici quelques raisons pour lesquelles la retraite peut-être une période propice à l'épanouissement personnel et au plaisir :

1. **Temps pour la réalisation de passions longtemps négligées** : La retraite offre la liberté et le temps nécessaire pour se consacrer à des activités et des intérêts que l'on n'a peut-être pas eu le loisir d'explorer pleinement pendant la période professionnelle active.

2. **Un rythme de vie plus détendu** : La retraite permet souvent de se libérer du rythme effréné du monde professionnel, offrant la possibilité de savourer chaque instant, de se consacrer à des loisirs, et de profiter de la tranquillité.

3. **Exploration de nouvelles expériences** : Que ce soit par le biais du voyage, de l'engagement social, ou de l'apprentissage, la retraite offre l'opportunité de découvrir de nouveaux horizons et d'explorer des activités enrichissantes.

4. **Renforcement des liens sociaux** : La retraite permet de passer plus de temps avec la famille, les amis et la communauté, renforçant ainsi les liens sociaux et contribuant au bien-être émotionnel.

5. **Réflexion et croissance personnelle** : La période post-retraite est souvent propice à la réflexion sur le sens de la vie, le bilan personnel, et à la recherche de nouvelles formes d'épanouissement et de contribution.

6. **Santé et bien-être** : Avec le temps libre dont on dispose, il est possible de se concentrer davantage sur sa santé, à la fois physique et mentale, en adoptant des habitudes de vie saines.

En somme, la retraite offre une opportunité unique de vivre une vie épanouissante, satisfaisante et équilibrée. C'est une période propice à l'exploration, à la croissance personnelle, et à la poursuite de ce qui apporte joie et satisfaction.

La réussite dans toute chose est un choix

Il est vrai que la manière dont nous approchons les défis et les opportunités qui se présentent à nous peut jouer un rôle significatif dans notre réussite. Faire le choix d'adopter une attitude positive, de persévérer malgré les obstacles, d'être ouvert aux nouvelles idées, et de travailler de manière proactive peut souvent influencer positivement les résultats que nous obtenons dans la vie.

Le fait de prendre des décisions éclairées, de suivre des objectifs mesurables et réalisables, et de chercher des opportunités d'apprentissage et de croissance peut également contribuer à nos succès personnels et professionnels. L'engagement actif, la volonté de sortir de sa zone de confort lorsque c'est nécessaire, et la gestion des défis avec détermination et résilience sont des éléments clés qui peuvent jouer un rôle dans notre réussite.

Par conséquent, reconnaître que le choix fait partie intégrante de la réussite – que ce soit dans nos relations, nos objectifs de carrière, nos quêtes personnelles ou notre bien-être général – peut nous encourager à prendre des décisions positives, à persévérer dans l'adversité et à saisir pleinement les opportunités qui se présentent à nous.

Oui, la réussite dans de nombreux aspects de la vie peut souvent exiger des sacrifices, de la persévérance et une forte détermination. Atteindre des objectifs significatifs, que ce soit dans le domaine professionnel, personnel, ou financier, peut nécessiter des compromis et des efforts importants.

Il est fréquent que la réussite demande des sacrifices tels que renoncer à des plaisirs immédiats pour des gains à long terme, investir du temps et de l'énergie dans l'apprentissage de nouvelles compétences ou la poursuite d'études, ou prendre des risques calculés afin d'atteindre des objectifs ambitieux.

Dans de nombreuses situations, pour réussir, il est parfois nécessaire de faire preuve de patience, de persévérance face aux échecs, et de continuer à avancer malgré les difficultés. Cela peut également impliquer des choix difficiles entre ses priorités personnelles et professionnelles.

Cependant, il est important de trouver un équilibre entre les efforts consentis pour atteindre la réussite et le maintien de sa qualité de vie, de son bien-être émotionnel et de ses relations personnelles.

Chapitre 13 : Les Adieux à la Routine

Maxence regardait l'horizon, les yeux mi-clos, bercé par le doux clapotis des vagues contre le sable fin. C'était son premier lundi matin de retraité, et contrairement aux matins précipités qu'il avait connus pendant quarante ans, il n'y avait plus d'alarme, plus de train à prendre, plus de réunions à anticiper. Simplement le calme, la tranquillité et la promesse du temps qui s'étirait devant lui.

Pour Maxence, la vie active avait été une suite de projets et d'engagements. En tant que responsable commercial dans une grande entreprise de matériel électrique, chaque jour était une nouvelle bataille à livrer, chaque contrat, une victoire à célébrer. Mais aujourd'hui, le champ de bataille avait fait place à un terrain de jeu illimité, celui de ses passions et de ses envies longtemps mises en parenthèse.

Les Adieux à la Routine

Maxence se leva ce matin-là avec une sensation inhabituelle, un mélange d'excitation et d'incertitude. Il se tenait à l'entrée de sa nouvelle vie, celle de la retraite. Devant lui s'étendait une mer d'opportunités et de temps libre. C'était l'adieu à la routine, à cette danse méticuleuse et prévisible des réveils matinaux, des transports en commun bondés, et des heures fixes des repas. Un adieu tendre et mélancolique à une époque de sa vie qui s'achevait, un livre qu'il fermait avec une légère appréhension pour en ouvrir un autre, vierge et palpitant.

Flot Discontinu du Temps

Les routines avaient longtemps constitué l'épine dorsale de son existence. Elles lui avaient fourni une structure, comme un squelette autour duquel les muscles de sa vie s'étaient construits et fortifiés. Mais elles avaient aussi été une prison invisible, des barreaux de contraintes horaires et devoirs inébranlables. La retraite lui avait soudainement offert la clé de cette geôle, lui permettant de nager dans des lacs jusque-là inexplorés, d'explorer des forêts d'activités méconnues et de se laisser emporter par un flot discontinu du temps.

Recomposition

Cela nécessitait une reconstruction de son quotidien, une sorte de rééducation de ses instincts et de ses désirs. Maxence s'était découvert des intérêts qu'il ne savait pas qu'il avait. Il pouvait maintenant peindre non pas avec des couleurs sur une toile, mais avec des expériences dans le vaste art de vivre. Le jardinage, la lecture, les promenades et le bénévolat n'étaient plus des activités confinées aux heures résiduelles de la journée, mais avaient gagné le droit d'être les protagonistes de sa vie.

Liberté Ambivalente

Cette liberté nouvelle s'accompagnait de son propre ensemble de défis. Maxence se retrouvait parfois désemparé face à l'ampleur du vide que la routine laissait derrière elle. L'absence d'un cadre rigide donnait une teinte d'ambivalence à ses jours. Il apprit peu à peu à composer avec cette sensation de flottement, à utiliser cette étendue de temps inoccupée pour se reconnecter avec lui-même et avec ceux qu'il aimait, pour contempler, pour rire et pour apprécier.

L'Équilibre Retrouvé

Trouver le juste milieu entre une exubérance totale de liberté et un besoin inné de structure ne fut pas instantané. Maxence expérimentait, essayait de nouveaux horaires, de nouvelles activités, et écoutait avec attention à ce que son corps et son esprit lui murmuraient. Il apprit à respecter sa propre rythmique naturelle, à écouter les battements de son cœur et les murmures de son âme pour composer son symbole personnel de vie. Il construisait sa nouvelle routine, non pas imposée, mais choisie et aimée.

Résonance avec le Monde

Les adieux à la routine furent aussi l'occasion pour Maxence de redécouvrir le monde autour de lui. Il pouvait maintenant observer les teintes changeantes du ciel, les sourires éphémères des passants, les saisons se succéder avec élégance. Chaque détail qui lui avait auparavant échappé devenait une note dans la mélodie joyeuse du quotidien.

Ces adieux à la routine ont marqué le début d'une exploration pour Maxence, une sorte de Renaissance. Ils ont symbolisé non pas la fin, mais une mutation riche et complexe, celle de ses habitudes vers une liberté qui lui permettait de tisser, jour après jour, un tapis de vie aux couleurs et aux textures infiniment variées.

Approfondissons les sentiments de Maxence à ce moment charnière de sa vie.

Adieux en douceur

Maxence avait toujours imaginé ce jour avec un mélange d'appréhension et d'impatience. Pendant des années, la routine avait été pour lui une ancre, le gardant stable dans les tempêtes des deadlines et des objectifs de vente. Elle avait été son alliée fidèle, ordonnant ses journées avec une précision militaire, mais aussi sa geôlière impitoyable, lui volant le plus précieux des biens : le temps. Le jour de la retraite avait sonné comme le glas de cette ère de diligence constante et la naissance d'une opportunité de voyage intérieur.

Exploration de l'inattendu

Plus de routine signifiait pour Maxence l'aventure dans le quotidien. Il pouvait désormais suivre ses impulsions, que ce soit se lancer dans la préparation d'un gâteau au chocolat à trois heures de l'après-midi, décider sur un coup de tête de prendre le train pour visiter la prochaine ville sur un simple désir d'évasion, ou passer toute une nuit à observer les étoiles, sans se soucier de la fatigue du lendemain. Il apprenait à vivre au rythme des caprices de la vie, à accueillir l'inattendu et à se délecter de la spontanéité qu'offre chaque nouveau jour.

Les rituels personnels

Maxence avait dans l'idée de rompre avec la structure de son passé, mais avec le temps, il découvrit la nécessité de créer ses propres rituels. Il adopta des séquences douces et fluides - une petite promenade matinale pour saluer le jour, une session de méditation l'après-midi pour se recentrer, une tasse de tisane le soir pour un moment de réflexion. Ces rituels devenaient de nouveaux jalons tranquilles, non pas imposés par une nécessité externe, mais choisis, façonnant un cadre rassurant dans cette vaste ouverture de sa nouvelle vie.

L'horizon des possibles

Le retrait des contraintes quotidiennes avait étendu son horizon. Maxence se trouvait souvent à contempler de nouvelles possibilités, à essayer de déterminer quelle direction prendre. Chaque choix semblait ouvrir une multitude d'autres chemins. Il explorait des intérêts qu'il n'avait jamais eu le temps de cultiver, comme l'astronomie, l'écriture, ou l'apprentissage d'une langue étrangère. Il se sentait comme un pionnier à la frontière de sa propre existence, chaque jour lui permettant de tracer de nouvelles cartes de sa vie.

La sérénité de l'imprévu

Cependant, avec le temps, Maxence trouva de la sérénité dans l'imprévu. Il comprit que ne pas savoir ce que demain allait apporter était non seulement acceptable, mais enrichissant. Il commença à voir chaque jour non comme un espace à remplir de tâches productives, mais comme une chance d'expérience et de croissance personnelle. Les adieux à sa routine l'avaient libéré de l'engrenage et lui avaient permis d'embrasser le moment présent, d'apprendre à être vraiment en vie.

En faisant ainsi ses adieux à la routine familière, Maxence saluait l'avenir avec un regard neuf, un cœur ouvert et une âme prête à accueillir les joies simples. Il se lançait dans le grand inconnu non pas avec un sentiment de perte, mais avec le doux frisson de la redécouverte de soi. Chaque aube était une page blanche, chaque crépuscule, une riche tapestry d'expériences quotidiennes désormais appréciées dans leur intégralité.

Chapitre 14 : La Redécouverte de la Liberté

La redécouverte de la liberté était pour Maxence comme s'éveiller dans une maison où toutes les fenêtres auraient été soudain ouvertes. L'air frais du changement s'engouffrait dans les pièces de sa vie, balayant les vestiges d'une existence rythmée par les impératifs de son ancienne vie professionnelle. Pour lui, la retraite ne marquait pas une fin, mais le début d'une odyssée personnelle au sein d'un espace nouvellement décloisonné.

Libération des Sens

Les premiers jours, Maxence redécouvrit ses sens. Sans la pression du réveil, il écoutait le matin arriver, les rues doucement s'animer sous sa fenêtre, les oiseaux chanter avec plus de clarté que jamais auparavant. Il prit le temps de sentir l'arôme de son café, de le savourer sans précipitation, de laisser le goût se déployer pleinement dans sa bouche. La liberté lui offrait le luxe de l'attention, de pouvoir se concentrer sur les merveilles qui auparavant semblaient triviales ou insignifiantes.

L'Amplitude du Temps

Avec la retraite vint une conscience aiguë du temps. Plus que jamais, Maxence se sentait maître de ses heures. Il pouvait décider sur un coup de tête de passer l'après-midi au parc ou de visiter un musée, de se joindre à une conférence sur l'histoire de l'art ou de participer à un atelier de poterie. Chaque heure avait son ampleur, chaque minute était un terrain de jeu où il pouvait expérimenter sans autre but que son propre plaisir et épanouissement.

Le Choix comme Boussole

Maxence se délectait dans le choix. Chaque décision semblait importante, chaque option prise le rapprochait davantage de l'homme qu'il avait toujours voulu être. La liberté lui permettait de choisir - non plus uniquement en fonction des exigences extérieures, mais selon ses passions, ses curiosités, ses désirs longtemps refoulés.

Sociabilité Sélective

Il avait auparavant une vie sociale imposée par sa carrière, mais maintenant, il pouvait choisir ces moments avec intention. Maxence décida d'approfondir des amitiés qui étaient, par le passé, restées superficielles faute de temps. Il se liait désormais avec ceux qui partageaient ses idéaux, ses rires, et ses rêveries. La sociabilité était devenue un plaisir choisi plutôt qu'une obligation.

La Renaissance d'une Passion

Maxence avait toujours été passionné par la mer. La liberté de sa retraite lui permit de redécouvrir cette fascination. Il suivait des cours sur la navigation et passait des heures à parcourir les quais, à parler avec les marins, à apprendre les cordages et les vents. Chaque vague était une promesse d'aventure, chaque marée, un rappel de la constance au cœur du changement.

L'Espace de la Créativité

La retraite était pour Maxence l'occasion de faire renaître sa créativité. Libéré des contraintes, son imagination prenait son envol. Avec la liberté vint la peinture, l'écriture, la musique. Il osait maintenant créer, expérimenter, se tromper et recommencer. La liberté lui donnait le droit à l'erreur et le luxe du processus sur le produit.

Une Vie Aux Mille Projets

Projets et rêves, dormant jusque-là, prenaient vie ; Maxence assemblait des maquettes d'avions, planifiait des voyages sur la carte, remplissait méticuleusement son carnet de notes avec des idées pour sa maison et son jardin. La liberté était l'ennemie de l'ennui ; il trouva qu'il y avait trop à faire, trop à voir, trop à apprendre pour même envisager l'idée de l'inactivité.

La reconnaissance profonde

Avec chaque jour qui passait, la liberté se faisait plus douce, plus profonde. Elle était le souffle de paix dans une journée de chaleur, le soleil qui tranche la brume matinale, la satisfaction après une journée pas comme les autres. Maxence avait non seulement quitté la routine, mais il avait aussi embarqué dans une quête, un pèlerinage vers la quintessence de la vie.

Et dans la tranquillité de ses soirées, Maxence se découvrait reconnaissant. Reconnaissant pour les années de travail qui avaient pavé le chemin. Reconnaissant pour la santé qui lui permettait d'explorer. Reconnaissant pour la redécouverte de la liberté, cette compagne qu'il saluait chaque matin avec un sourire serein, comme on salue une veille amie retrouvée.

Dans le chapitre de la retraite où la redécouverte de la liberté jouait le rôle principal, Maxence s'avançait vers l'inconnu avec un appétit renouvelé pour la vie. Il avait passé des décennies enchâssées dans le rythme routinier du monde du travail, et maintenant chaque matinée se révélait à lui comme un cadeau non déballé, une promesse de nouveauté et d'autodétermination.

Épanouissement en Solo

Seul dans son salon, où régnait maintenant le calme en l'absence du tic-tac du réveil, Maxence sentait le poids des obligations se dissiper. Si la liberté avait un goût, pensait-il, ce serait celui du café fraîchement infusé qu'il était à présent libre de siroter à son rythme, ou de la brise matinale qu'il choisissait d'inviter par la fenêtre grande ouverte. Il pouvait lire, écrire, rester pensif ou même somnoler sans le moindre soupçon de culpabilité. La liberté, c'était aussi celle d'ignorer l'heure et de se laisser guider par son instinct et son bien-être.

La Symphonie des Expériences

La liberté, Maxence la percevait comme une symphonie, où chaque journée était une nouvelle note qui s'ajoutait à la mélodie de sa vie. Il devenait le chef d'orchestre de ses journées, composant des expériences qui lui étaient propres. Une balade à vélo à travers la ville, un cours de danse improvisé, un livre lu sous un arbre dans le parc, ou une conversation avec un étranger devenu ami au détour d'une exposition. Ces moments, auparavant éclipsés par le rythme impitoyable du quotidien, devenaient désormais la mélodie principale de son existence.

Voyageur dans son Village

Les rues de son village, qu'il croyait connaître par cœur, devinrent pour Maxence des chemins d'exploration. Il se réjouissait de la liberté de flâner, de s'arrêter devant une vitrine, d'entrer dans une boutique pour échanger quelques mots avec le commerçant ou de s'arrêter admirer un effort de jardinage d'un voisin. Il avait redécouvert son cadre de vie sous un nouvel angle — celui du voyageur qui s'émerveille devant les trésors cachés en sa propre contrée.

Les Cours d'Eau de la Curiosité

Son esprit, semblable à un cours d'eau longtemps contenu derrière un barrage, s'élargissait en réseaux de ruisseaux qui sillonnaient dans toutes les directions. Il laissait sa curiosité le guider, et elle l'entraînait vers des sujets d'étude éclectiques, des rencontres enrichissantes, des festivals de musique inattendus et des galeries d'art modernes qui alimentaient sa faim de beauté et d'expression.

La Redéfinition du Temps

Le temps avait changé de statut — ce n'était plus un adversaire, c'était désormais un collaborateur. Maxence apprenait à danser avec le temps plutôt qu'à le combattre. Il réalisait que la liberté ne signifiait pas seulement faire ce que l'on veut, mais aussi apprécier ce que l'on fait, quelle que soit l'activité choisie. Chaque tâche, chaque passe-temps, chaque moment de repos avait une valeur intrinsèque, une qualité à être révélée et chérie.

Harmonie avec la Nature

Reconnecter avec la nature devint un plaisir redécouvert dans sa liberté. Les lever et coucher de soleil n'étaient plus des phénomènes aperçus en passant, mais des spectacles célestes qu'il s'attribuait. La liberté lui permit de s'harmoniser avec les rythmes de la nature, de planter ses propres légumes, et d'apprendre le nom des arbres qui avaient aujourd'hui plus que jamais, une histoire à partager avec lui.

Le Retour à l'Essentiel

Maxence comprit que la redécouverte de la liberté, c'était aussi le retour à l'essentiel. Il redécouvrit la joie de la simplicité, la richesse de la lenteur, et l'éclat de la présence. La liberté lui donnait le pouvoir non de posséder plus de temps, mais d'habiter pleinement celui qu'il avait.

Dans les couchers de soleil auxquels il assistait, dans les aubes qu'il saluait, Maxence trouvait la beauté de la liberté dans sa forme la plus pure - celle de vivre conformément à son propre rythme, à ses propres termes, avec un cœur plein et un esprit ouvert, prêt pour l'aventure du lendemain.

La redécouverte de la liberté, pour Maxence, s'aventurait bien au-delà de la simple absence d'obligations professionnelles. C'était une invitation à redéfinir ce qui était essentiel et précieux pour le reste de sa vie.

Nouvelles Aurores

Chaque aurore était une palette de possibilités. Pour Maxence, il ne s'agissait pas simplement de se réveiller sans alarme ; c'était se réveiller à soi-même. Il observait le clair-obscur de l'aube avec une appréciation renouvelée. Libre de designer ses matins, il pouvait choisir de les commencer en douceur avec de la musique, ou en se plongeant dans un ouvrage de philosophie qui lui ouvrait de nouvelles perspectives sur le monde et sur lui-même.

Les Matières du Temps Libre

Il trouvait dans son temps libre la matière première pour forger une vie plus en accord avec ses valeurs et désirs. Les projets mis de côté, tels que la restauration de vieux meubles, la pratique du yoga ou du Tai Chi dans le parc, ou l'approfondissement de sa connaissance en astronomie, n'étaient plus contraints par le manque de temps mais nourris par une disponibilité intarissable.

Une Polychromie Sociale

Si le travail l'avait souvent enfermé dans un cercle social prédéfini, la retraite offrait à Maxence une palette bien plus large et colorée. Il rencontrait des gens de tous âges et horizons, tissant des liens sur la base de passions communes plutôt que de titres professionnels. Il appréciait cette polychromie sociale, chacune de ces relations apportant des nuances différentes à son quotidien.

Les Horizons Intérieurs

Maxence se découvrit également voyageur des horizons intérieurs. La liberté c'était l'espace mental pour explorer des contrées de pensées, des philosophies, de l'auto-réflexion, là où auparavant la place pour l'introspection était rare. Il pouvait désormais s'imprégner de littérature, flâner dans les bibliothèques sans se soucier du temps qui fuit, participer à des groupes de discussion qui stimulaient son esprit et nourrissaient son âme.

L'Épicurisme du Quotidien

Maxence trouva aussi dans la simplicité des plaisirs quotidiens un épicurisme redéfini. Il réapprenait la saveur de créer un repas à partir de rien, de savourer le vin, de se réjouir devant la floraison d'une rose dans son jardin. Chaque sens était impliqué dans cette quête de bonheur ; chaque expérience sensorielle était amplifiée par la présence attentive que lui permettait désormais sa liberté retrouvée.

L'Échelle du Progrès

Il apprit à mesurer le progrès sur une échelle différente. Ce n'était plus la promotion ou l'augmentation de salaire qui comptait, mais plutôt la satisfaction d'apprendre une nouvelle mélodie au piano, ou de finir une pièce de théâtre qu'il avait commencé à écrire. Maxence mesurait désormais le progrès en accomplissements personnels et en plaisirs simples.

Déroulement du Fil Créatif

Libre de l'emprise de la routine, son fil créatif se déroulait au rythme de son inspiration. La liberté lui offrait les soirées tranquilles, les moments d'inspiration sous la voûte étoilée, où il pouvait écrire, peindre, créer selon l'impulsion et la passion du moment présent.

Réflexion et Perspective

La retraite était aussi une période de réflexion. Maxence avait du temps pour méditer sur le chemin parcouru, pour comprendre ses erreurs et apprécier ses succès. La liberté lui permettait une vue d'ensemble sur sa vie, lui offrait la perspective nécessaire pour planifier le prochain chapitre de son existence.

À chaque pas dans cette nouvelle liberté, Maxence trouvait à la fois le réconfort de l'autonomie et le frisson de l'inconnu. Chaque action, chaque pensée semblait chargée d'une signification plus profonde, chaque jour était à la fois un point final et un nouveau départ. La redécouverte de la liberté était son odyssée personnelle, un voyage sans fin en terrain à la fois familier et étrangement nouveau.

Redécouvrir la liberté était pour Maxence une exploration qui s'étendait bien au-delà des frontières de son ancienne existence. Chaque jour apportait son lot d'aventures nouvelles, de révélations et de défis à apprivoiser.

La Danse des Possibilités

La liberté semblait danser devant lui comme un voile ondoyant, dévoilant une myriade de possibilités. Maxence s'immergea dans l'exploration de ces choix, trouvant une joie rafraîchissante dans la redécouverte de soi. Chaque intérêt, chaque activité, chaque relation semblait ouvrir une nouvelle voie, l'invitant à apprécier la richesse insoupçonnée de cette étape de sa vie.

Le Sentier de la Spontanéité

Cherchant à rompre avec la rigidité du passé, Maxence embrassa la spontanéité comme sa nouvelle compagne de route. Il se surprenait à accepter des invitations de dernière minute, à se lancer dans des expériences qu'il aurait autrefois jugées trop risquées. La liberté de choisir l'imprévu, de laisser les journées se dérouler en souplesse, lui procurait une sensation de légèreté et de vivacité inédite.

Le Pouvoir du "Non"

Une découverte majeure pour Maxence fut le pouvoir de dire "non" — à des activités qui ne lui parlaient pas, à des attentes dépassées, à des engagements qui pesaient sur son bien-être. La liberté lui permettait d'établir des limites, de préserver son énergie et de se concentrer sur ce qui lui importait vraiment. Ce simple mot lui conférait une force intérieure qui alimentait son épanouissement personnel.

Éclosion de la Créativité

Dans la liberté de l'instant, Maxence trouvait un terreau fertile pour exprimer sa créativité. Il passait des heures plongées dans l'écriture, libérant des histoires qui sommeillaient depuis trop longtemps. Il retrouvait une magie oubliée dans le maniement des couleurs sur une toile, dans la symphonie des notes de musique. La liberté, c'était pour lui le précieux don de se laisser emporter par l'inspiration, de danser avec elle sans contrainte.

Mentor et Apprenti

Il se découvrit aussi dans le rôle de mentor et d'apprenti. La liberté lui conférait le loisir d'explorer ses connaissances, de partager son expérience avec les générations futures. De même, il se tournait vers ceux qui détenaient des savoirs différents des siens, se laissant enchanter par la richesse des histoires des autres, s'enrichissant chaque jour de nouvelles perspectives.

Un Nouvel Accord avec le Temps

Maxence apprit à former un accord avec le temps, non pas comme une contrainte, mais comme un allié. La liberté lui offrait la possibilité de vivre sans le poids de l'urgence. Les pendules de l'horloge semblaient battre au rythme d'une musique tranquille, lui permettant de se laisser emporter par le flot des heures. Il prenait des bains de soleil sans autre dessein que de ressentir la chaleur, écoutait le chant des oiseaux sans autre souci que de savourer leur mélodie.

L'Intimité avec la Nature

Libéré des murs de son bureau, Maxence se rapprocha de la nature. Il passait des après-midis à marcher dans les bois, à s'asseoir auprès d'un ruisseau, à contempler les étoiles. La liberté lui permettait de vivre en harmonie avec son environnement, de retrouver une connexion profonde avec la terre qui le portait.

La redécouverte de la liberté n'était pas seulement une question de choix ; c'était un retour à la racine de son être, une symphonie où chaque note était jouée avec l'enthousiasme de la jeunesse et la sagesse de l'âge mûr. Chaque jour, dans la plénitude de sa liberté renouvelée, Maxence se sentait vivre plus intensément, respirer plus librement, et aimer plus profondément.

Chapitre 15 : L'aspect social d'une vie nouvelle

Redéfinition des Relations Sociales

Dans le tournant que prit sa vie avec la retraite, Maxence se découvrit invité à redéfinir son rapport au monde, aux autres, et à lui-même. Ce fut comme une mue relationnelle, où de nouvelles peaux d'interactions se découvraient sous celle, plus rigide, de son ancienne vie professionnelle.

Les Rencontres Authentiques

La liberté lui ouvrit les portes à de nouvelles rencontres, à des amitiés authentiques. Maxence trouva une renaissance de ses échanges sociaux, des conversations qui ne tournaient plus autour du travail ou des stratégies d'entreprise, mais qui creusaient plus profondément, plongeant dans des eaux de sensibilité et de partage. Il se laissa surprendre par la richesse des relations qui commençaient à se tisser, des liens souvent inattendus et gratifiants.

Communauté de Partage

La retraite lui permit d'explorer de nouveaux cercles sociaux, de participer à des clubs de lecture, des associations de bénévolat, ou des ateliers artistiques qui lui apportaient foi en la bonté humaine. Chacune de ces communautés lui offrit une parcelle d'appartenance renouvelée, une plateforme pour partager ses passions, ses inquiétudes, et pour grandir au travers des expériences des autres.

Des Échos du Passé

Maxence se tourna également vers d'anciennes relations qu'il avait souvent laissées en suspend. La liberté lui offrit le temps de renouer avec des amis perdus de vue, avec des membres de sa famille éloignés par la distance ou par des vies trop remplies. Il s'émerveilla en redécouvrant les joyaux d'histoires partagées, de souvenirs communs, et de l'élévation que seule une amitié de longue date peut apporter.

Nouveaux Horizons Intimes

Dans cette vie nouvelle, Maxence trouva également une occasion d'approfondir ses relations intimes. La liberté lui offrit une disponibilité qu'il n'avait pas forcément connue dans ses années précédentes, lui permettant de créer des moments tendres et intimes au sein de son cercle familial. Il prit le temps d'écouter et de participer aux récits des vies de ses proches, renforçant les liens qui les unissaient.

Ouvrir ses Épaules sur le Monde

La retraite fut aussi l'occasion pour Maxence de virevolter dans la diversité culturelle. Il participait à des événements internationaux, s'immergeait dans des langues et traditions étrangères, élargissant ses horizons par l'écoute de chants, le visionnage de films, et la découverte de coutumes nouvelles. Il se sentait appelé à élargir ses épaules, à se laisser emporter par le souffle de la diversité qui s'offrait à lui.

Le Don de la Transmission

Avec la liberté vint aussi l'envie de transmettre. Maxence s'engagea dans des activités de mentorat, partageant sa sagesse et son expérience avec les générations montantes. Il trouva une nouvelle joie dans l'acte de guider, de partager, et de voir grandir ceux qui l'entouraient.

La Délicatesse des Adieux

Cependant, la retraite fut également ponctuée de l'adieu à des relations qui avaient fait leur temps. Maxence apprit qu'une vie plus épanouie incluait parfois le lâcher-prise sur des liens qui n'allaient plus dans la même direction. Ces adieux furent souvent empreints à la fois de mélancolie et de clarté, chaque séparation devenant un nouveau chapitre où l'histoire de sa vie prenait une direction différente.

À travers cette redéfinition sociale, la retraite offrit à Maxence un théâtre vivant, un assemblage en perpétuelle évolution de connections, d'échanges, et de liens. Chaque jour, il découvrait de nouvelles nuances dans la tapisserie de ses relations, élargissant son cercle, enrichissant son cœur, et tissant une toile de sociabilité qui devenait le fil doré de sa vie nouvelle.

Dans la vie nouvelle que lui offrait la retraite, Maxence se retrouva plongé dans un univers social vibrant, empreint de possibilités infinies, de défis stimulants et de connexions renouvelées. Chaque journée lui apportait des interactions enrichissantes, des moments de réjouissances partagées et des découvertes surprenantes.

Un théâtre de nouvelles connexions

La liberté lui accorda un avant-goût de l'inconnu, l'invitant à se tourner vers des horizons sociaux inexplorés. Maxence se lança dans de nouvelles rencontres, découvrant ainsi des personnes aux intérêts et histoires variés. Chaque interaction lui offrait un aperçu unique de la complexité et de la beauté de l'âme humaine, augmentant la richesse de son propre récit de vie.

L'Art de l'Écoute

Cette nouvelle phase de sa vie s'accompagnait d'une compréhension plus profonde du pouvoir de l'écoute. Maxence apprit à prêter une oreille attentive à ses compagnons de conversation, découvrant ainsi la valeur intrinsèque de chaque histoire et opinion. Dans cette écoute attentive, il saisit la possibilité de tisser des liens plus profonds, de bâtir des ponts entre des vécus différents et de s'enrichir par les multiples perspectives qui s'offraient à lui.

Le Soutien Mutuel

La retraite était l'occasion pour Maxence de resserrer les liens avec ses proches, mais aussi de créer de nouveaux réseaux de soutien. Il se sentit investi d'une mission de solidarité, offrant ses encouragements et son aide à ceux qui traversaient des épreuves, partageant ses propres expériences pour alléger le fardeau des autres, et se laissant à son tour soutenir par la chaleur des relations profondes.

L'Art de la Célébration

Dans cette vie nouvelle, Maxence trouva de nombreuses occasions de célébrer. Chaque rencontre était un motif de célébration de la diversité humaine, chaque moment partagé une raison de se réjouir en communauté. Il découvrit dans la convivialité une texture nouvelle, une saveur plus riche, chaque festivité devenant l'occasion de consolider et d'embellir les liens sociaux qu'il avait tissés.

La Tendresse du Partage

La redécouverte de la liberté lui procura également un espace pour partager ses talents, ses connaissances, et son temps. Maxence éprouva une grande satisfaction à apporter une part de son savoir à son entourage, offrant des ateliers, des démonstrations, ou tout simplement sa présence bienveillante. Ce partage désintéressé devint rapidement pour lui une clé vers des liens plus authentiques, vers des échanges plus nourrissants.

Le Pèlerinage des Retrouvailles

La retraite offrit à Maxence l'opportunité de renouer avec des amis perdus de vue, de recréer les liens qui s'étaient estompés avec le temps. Ces retrouvailles furent comme des retrouvailles avec des pans oubliés de soi, chaque rencontre s'apparentant à un pèlerinage intime au sein de son propre passé, apportant une nouvelle appréciation pour la continuité de la vie à travers les saisons sociales.

La Conscience Collective

Maxence se liait aussi à des causes collectives, s'impliquant dans des actions sociétales et communautaires. La liberté lui offrait l'espace pour donner de son temps et de son énergie à des causes qui lui tenaient à cœur, le connectant ainsi à une conscience collective plus vaste, l'éloignant de l'isolement pour le plonger dans un océan d'engagements et de solidarité.

Dans cette vie nouvelle, Maxence trouva la beauté dans la complexité de ses liens sociaux, la richesse dans la diversité de ses interactions, et la chaleur dans la profondeur de ses échanges. Chaque relation, chaque moment de connexion devint pour lui une perle précieuse dans le collier de sa vie, un trésor inestimable à chérir et à apprécier dans toute sa magnificence.

Chapitre 16 : Un Nouveau Rôle dans la famille

Maxence découvrit, avec l'arrivée de sa retraite, un nouveau rôle au sein de sa famille. Si auparavant, son temps était souvent absorbé par les exigences professionnelles, il trouva désormais l'espace pour approfondir et redéfinir sa position au sein de sa sphère familiale, s'offrant ainsi une opportunité inestimable de renouer avec les siens d'une manière plus riche et plus significative.

Le Pilier de Sagesse

Son rôle évolua vers celui d'un pilier de sagesse, offrant conseils avisés, soutien émotionnel et perspicacité à ses proches. Ayant accumulé des expériences riches et variées au cours de sa vie professionnelle, il partagea volontiers sa connaissance et son savoir, devenant ainsi une source de guidance précieuse au sein de la famille.

Le Gardien de la Tradition

Grâce à la liberté que lui offrait sa retraite, Maxence trouva le temps de se plonger dans l'histoire de sa famille, de collecter et de préserver les histoires, les traditions et les valeurs qui régissaient depuis longtemps le noyau de sa lignée. Il devint le gardien vigilant de l'héritage familial, transmettant ces riches trésors aux générations futures avec amour et attention.

L'Écoute Sensible

Se libérant du rythme effréné de la vie professionnelle, Maxence devint un auditeur plus présent et plus empathie. Il écouta avec une attention renouvelée les joies, les peines et les aspirations de ses proches, offrant un espace de confiance et de compréhension, et renforçant ainsi les liens qui l'unissaient à sa famille.

La Conscience de l'Intimité

Avec le temps supplémentaire à sa disposition, Maxence renouvela ses liens individuels au sein de la famille. Il chercha à comprendre et à soutenir les besoins spécifiques de chacun, tissant ainsi une toile d'intimités sur mesure au sein de sa famille élargie.

La Création de Souvenirs

Il embrassa également le rôle de l'instigateur de souvenirs authentiques, mettant en place des réunions de famille, des voyages mémorables, ou des moments spéciaux destinés à renforcer le tissu familial. Ces occasions devinrent les pierres précieuses qui ornaient le collier de l'histoire de sa famille.

Le Mentor des Jeunes Générations

Maxence s'engagea à inspirer et à guider les plus jeunes membres de sa famille, faisant office de mentor et de modèle. Il partagea son expérience, encourageant les rêves et les aspirations des jeunes tout en les dotant d'une perspective sage et éclairée.

Le catalyseur de la Réconciliation

Son engagement envers sa famille lui permit de jouer le rôle de médiateur, aidant à résoudre les conflits et les tensions, et favorisant une atmosphère de paix et de compréhension parmi ses proches.

Dans ce nouveau rôle au sein de sa famille, Maxence trouva une source d'épanouissement incommensurable, créant ainsi un héritage vivant tissé dans la trame des relations familiales. Chaque jour, il se sentait honoré de jouer un rôle plus profond et plus significatif au sein du cercle de ceux qui partageaient son héritage, son présent, et son futur.

Découvrir un nouveau rôle au sein de sa famille durant la retraite fut pour Maxence l'occasion d'enrichir, de dynamiser et de consolider ses relations familiales. Ce changement de vie lui offrit l'opportunité de s'investir d'une manière plus profonde et significative, apportant ainsi une contribution précieuse à l'épanouissement collectif.

La Colonne Vertébrale Émotionnelle

Avec la sagesse acquise au fil des années, Maxence devint un pilier émotionnel au sein de sa famille. Il offrit un soutien inconditionnel, une écoute attentive et une épaule sur laquelle s'appuyer face aux défis de la vie. Sa présence éclairée et bienveillante devint un ancrage solide pour chacun des membres de sa famille.

Le Conservateur de l'Histoire Familiale

Maxence embrassa le rôle de gardien de l'histoire de sa famille, veillant à préserver les récits, les traditions, et les valeurs qui modelaient l'essence même de leur lignée. Il investit du temps et de l'énergie à documenter l'arbre généalogique, à collecter les anecdotes mémorables, et à transmettre aux générations futures le précieux héritage familial.

Le Facilitateur de la Communication

S'appuyant sur sa réceptivité accrue et sa capacité d'empathie, Maxence devint un facilitateur de la communication au sein de sa famille. Il encouragea des discussions ouvertes, honnêtes et respectueuses, aidant ainsi à résoudre les conflits et à renforcer les liens qui les unissaient.

L'Instigateur de Rassemblement

Il prit sur lui d'initier et d'organiser des événements familiaux, rassemblant ainsi les membres dispersés de sa famille dans une atmosphère de joie, de rires, et de partage. Ces retrouvailles devinrent des occasions privilégiées pour célébrer les liens intergénérationnels et pour cultiver la cohésion familiale.

Le Partenaire Actif dans la Vie Quotidienne

Libéré des contraintes professionnelles, Maxence se développa en un partenaire plus actif au sein de sa famille. Il prit plaisir à contribuer aux tâches quotidiennes, à offrir son soutien logistique et à participer activement à la vie domestique, démontrant ainsi son engagement tangible envers le bien-être familial.

Le Mentor Inspirant

S'engageant à partager sa sagesse et ses expériences, Maxence devint un mentor inspirant pour les plus jeunes générations de sa famille. Il encouragea les aspirations, guida les choix de carrière, et distilla des conseils précieux basés sur ses propres réussites et échecs.

Le Défenseur des Traditions Familiales

Il s'investit à préserver et à promouvoir les rituels familiaux, les coutumes et les célébrations qui renforçaient le tissu familial. Sa défense des traditions fournissait un socle solide pour le maintien de l'identité familiale à travers le temps.

Dans ce nouveau rôle au sein de sa famille, Maxence embrassa une dimension plus profonde et plus significative de sa vie, remplissant chaque journée de partage, de connexion, et d'amour. Son investissement personnel déployé au sein de sa famille devint une source de joie et de récompense inépuisable, offrant ainsi un sens renouvelé à son existence.

Chapitre 17 : La Valeur du Temps

La valeur du temps est une leçon que Maxence apprit avec une clarté poignante à l'approche de sa retraite. Chaque seconde devint alors une perle étincelante, un trésor inestimable à ne pas dilapider mais à investir avec sagesse et détermination.

La Monnaie la Plus Précieuse

Maxence réalisa que le temps était la monnaie la plus précieuse dont il disposait. Il était la substance même de sa vie, une ressource limitée à investir avec discernement, à dépenser avec prudence, et à chérir avec attention.

Une Ressource Non Renouvelable

Il comprit que le temps était une ressource non renouvelable, un élixir qui s'écoulait inexorablement. Chaque heure qui s'évaporait était perdue à jamais, le poussant à repenser ses priorités et à viser une utilisation plus consciente de chaque moment.

L'Art de la Présence

Il apprit que la vraie richesse résidait dans la pleine conscience du moment présent. Il s'efforça ainsi à être davantage présent, à savourer la saveur de chaque instant, à être pleinement engagé dans chaque activité et chaque interaction, rejetant ainsi la tentation de la dispersion et de l'inattention.

La Clé de la Réalisation Personnelle

Maxence comprit que le temps n'était pas seulement une mesure du chronomètre, mais l'essence même de la réalisation personnelle. Chaque minute bien investie représentait une opportunité de croissance, d'accomplissement et de dépassement de soi, renforçant ainsi sa conviction à cultiver des moments significatifs et gratifiants.

Le Fondement des Relations Humaines

Il réalisa que le temps représentait le ciment qui solidifiait les relations humaines. Chaque instant partagé avec un être cher devenait une fondation solide pour des liens plus profonds, des souvenirs plus riches, et des connexions plus authentiques.

L'Érosion des Regrets

Maxence prit conscience que le temps mal utilisé pouvait laisser des traces indélébiles de regrets. Chaque occasion manquée, chaque opportunité négligée représentait une fissure dans le mur de son existence, le mettant face à l'urgence de négocier avec ses choix, de façonner ses priorités pour éviter de nourrir des regrets futurs.

La Création d'un Héritage

Il comprit que le temps bien employé était un héritage à léguer aux générations futures.

Chaque moment d'attention, de gentillesse, de créativité ou d'amour constituait une offrande précieuse qu'il pouvait laisser comme un legs durable et précieux.

L'Opportunité de Redéfinir sa Vie

La retraite offrit à Maxence la chance de redéfinir sa relation au temps. Elle lui offrit l'opportunité de redécouvrir ses priorités, de donner la forme à ses journées selon ses propres termes, et de s'engager dans des activités qui nourrissaient son âme et donnaient du sens à sa vie.

Dans cette nouvelle phase de sa vie, Maxence embrassa chaque minute avec une gratitude renouvelée, sachant que le temps était, en fin de compte, le tissu dans lequel il tissait les fils de son destin, lui offrant ainsi l'opportunité de créer, de partager, et de vivre pleinement chaque instant.

La valeur du temps est une méditation profonde sur la nature éphémère de l'existence et la façon dont nous investissons chaque seconde, chaque minute et chaque heure qui nous est donnée. Maxence réalisa l'importance de cette notion fondamentale à la lumière de sa retraite, prenant conscience de la valeur inestimable de chaque instant qui lui était offert.

Le Souffle Éphémère de l'Instant

Maxence comprit que le temps était semblable à un souffle fugace, une brise insaisissable. Chaque moment passé était un fragment de son existence qui ne se répéterait jamais, lui donnant ainsi une appréciation plus profonde de la fragilité de l'instant et de la nécessité de le vivre pleinement, sans regret ni hâte.

La Réserve Indispensable de la Vie

Il comprit que le temps était la réserve indispensable de la vie. Chaque heure passée était un dépôt dans la banque de son existence, la seule richesse qui ne pouvait être ni épargnée ni investie, mais qui devait être utilisée avec sagesse pour le plus grand bénéfice de son être.

La Boussole de ses Priorités

Maxence réalisa que le temps était la boussole qui orientait ses priorités. Chaque moment utilisé signifiait un choix conscient entre les différentes sphères de sa vie ; une occasion de définir ce qui avait une importance capitale pour lui et de concentrer son énergie sur les aspects les plus significatifs de son existence.

L'Opportunité de la Croissance Personnelle

Le temps représentait pour Maxence une opportunité de croissance personnelle et de développement. Chaque instant bien employé représentait une occasion de se cultiver, de se renouveler et de s'épanouir en tant qu'individu, offrant ainsi la possibilité de se rapprocher un peu plus de la meilleure version de lui-même.

Le Maître des Reliques Précieuses

Il réalisa que le temps était le gardien des reliques précieuses de son expérience. Chaque seconde conservait en son sein les souvenirs, les leçons apprises, et les expériences vécues, formant ainsi un trésor inestimable de savoir et de vécu à composer avec sa propre histoire.

La Toile de ses Relations Humaines

Le temps représentait également la toile sur laquelle se tissaient les relations humaines. Chaque moment partagé avec un être cher était une opportunité de renforcer les liens, de semer les graines de l'amour et de la connexion, et d'enrichir le tissu même de son existence par les interactions sociales.

Le Souvenir en Devenir

Maxence réalisa que chaque instant vécu était un souvenir en devenir. Chaque expérience, chaque joie, chaque peine se cristallisait dans la trame de sa mémoire, façonnant ainsi la substance même de son être, devenant un reflet de son chemin parcouru.

L'Impératif de l'Héritage

En fin de compte, il comprit que le temps n'était pas seulement une ressource personnelle, mais un héritage à léguer. Chaque instant vécu et investi avec intention devenait un témoignage de son passage, une contribution à l'héritage collectif de l'humanité.

À travers cette méditation sur la valeur du temps, Maxence embrassa chaque instant avec une gratitude renouvelée, sachant que le temps était bien plus qu'une simple mesure de la durée, mais la substance même de son existence, une opportunité de créer, de partager, et de vivre pleinement chaque instant.

La valeur du temps transcende les horloges et les agendas, elle représente le cœur même de l'expérience humaine. Pour Maxence, la retraite fut l'occasion de méditer profondément sur cette notion, lui offrant une perception plus aiguë de la façon dont chaque instant peut façonner notre vie de manière profonde et durable.

Une Richesse Immatérielle

Maxence réalisa que le temps était une richesse immatérielle, une monnaie d'une valeur incommensurable qui n'était pas sujette à la fluctuation. Chaque seconde, chaque minute était une opportunité précieuse d'enrichir sa propre existence, de laisser une marque positive sur le monde qui l'entourait.

La Substance des Relations Humaines

Il comprenait que le temps était à la base des relations humaines, formant le socle même sur lequel s'érigeaient des amitiés sincères, des liens familiaux indéfectibles, et des connexions émotionnelles profondes. Chaque instant partagé avec un être cher était un investissement dans le capital humain, un précieux don d'attention, d'écoute et d'amour.

L'Art de la Transformation Personnelle

Maxence réalisa que le temps était l'atelier où la transformation personnelle prenait forme.

Chaque heure bien employée était comme une pièce brute façonnée par les mains de l'expérience, ciselée par les outils de l'apprentissage, et polie par les grains de la réflexion, donnant ainsi naissance à un bijou de croissance personnelle.

Une Opportunité d'Exploration

Le temps offrait à Maxence la possibilité de se lancer dans l'exploration de soi, de son environnement, et du vaste monde qui l'entourait. Chaque moment était une aventure en devenir, une invitation à découvrir de nouvelles idées, de nouveaux endroits, et de nouvelles perspectives, élargissant ainsi son horizon personnel.

Le Génie de la Création

Il comprit que le temps était le terrain de jeu du génie créatif. Chaque instant bien utilisé était une offrande à l'inspiration, une plate-forme pour exprimer sa créativité à travers le langage des arts, de la littérature, du mouvement, ou de toute autre forme d'expression, laissant ainsi une empreinte durable sur le monde.

La Monnaie de l'Héritage

Le temps représentait également une monnaie de l'héritage, une empreinte indélébile qui se transmettait de génération en génération. Chaque minute investie dans l'enseignement de valeurs, de traditions, et d'histoires familiales devenait une contribution inestimable à l'album de souvenirs collectifs de la lignée.

L'Élixir de la Gratitude

Maxence apprit que le temps servi d'élixir à la gratitude. Chaque instant était une occasion de reconnaître les bénédictions de la vie, de savourer la magie du présent, et de remercier pour les cadeaux innombrables qui lui étaient donnés à chaque battement de l'horloge.

La Récompense de l'Action Juste

Il réalisa que le temps était la récompense de l'action juste. Chaque heure convertie en une action alignée avec ses valeurs représentait un investissement dans un avenir plus éthique et plus juste, une promesse d'une existence plus intégrée et plus significative.

La Gravité des Choix

Le temps offrait enfin la réflexion sur la gravité de ses choix quotidiens. Chaque instant représentait une fourche sur le chemin, une croisée de chemins qui demandait réflexion et discernement, et qui déterminait ainsi la trajectoire de sa vie.

À travers cette exploration de la valeur du temps, Maxence découvrit une nouvelle appréciation pour chaque instant de sa vie, reconnaissant que le temps était bien plus qu'une mesure de la durée, mais une opportunité infinie de cultiver une existence épanouissante et significative. Chaque instant, chaque battement de cœur, devenait pour lui un joyau à chérir, à investir avec sagacité, et à célébrer avec une gratitude renouvelée.

Chapitre 18 : L'Ombre de la Solitude

La solitude, telle une ombre fugitive, peut revêtir de multiples nuances et significations dans la vie de chacun. Maxence, dans sa retraite, découvrit cette compagnie à la fois intimidante et révélatrice, comprenant de manière nouvelle la complexité de ce sentiment.

La Présence Silencieuse

La solitude se manifestait souvent comme une présence silencieuse, enveloppant les moments où les bruits du monde s'estompaient, offrant ainsi un espace pour une introspection profonde. Dans ces instants solitaires émergeait souvent une clarté inattendue, une occasion de se confronter à ses pensées les plus profondes, de s'attaquer à des questions existentielles ou de tisser un lien plus profond avec soi-même.

Le Poids de l'Isolation

Cependant, l'ombre de la solitude pouvait parfois se charger d'un poids oppressant, faisant surgir un sentiment de séparation douloureuse, un éloignement des autres qui devenait une source de tourments émotionnels. Maxence comprit ainsi la puissance de cet état d'isolement, la manière dont il pouvait éroder le moral et peser lourdement sur le cœur.

Le Miroir des Désirs Inassouvis

Par moments, la solitude se reflétait comme un miroir qui amplifiait les désirs inassouvis, mettant en lumière les compagnies manquantes, les liens perdus, ou les relations désirées mais inaccessibles. Ces moments de solitude exacerbée devenaient un reflet poignant des besoins sociaux non comblés.

L'Aiguillon de la Création

Malgré son aspect parfois sombre, Maxence apprit également que la solitude pouvait piquer sa créativité, l'incitant à se tourner vers des moyens d'expression personnelle, à chercher des talents latents, ou à se perdre dans des moments contemplatifs qui débouchaient souvent sur des œuvres d'art, des moments d'écriture inspirée, ou des élans de passion individuelle.

La Douleur du Vide Émotionnel

Il rencontra également la douleur aiguë d'un vide émotionnel, où la solitude semblait creuser un gouffre dans son être, créant un espace qui semblait trop vaste pour être comblé. Ces moments offraient une cruelle auto-réflexion sur la nature humaine et la nécessité vitale des liens interpersonnels.

La Quiétude de la Contemplation

D'un autre côté, la solitude s'offrait comme un havre de paix, un sanctuaire où le tumulte du monde s'apaisait, permettant à Maxence de se plonger dans la contemplation, de savourer la tranquillité, et de cultiver la sérénité intérieure. Ces moments devinrent de précieuses oasis dans le désert tumultueux de la vie moderne.

La Quête de Sens et de Connexion

Maxence constata enfin que la solitude pouvait lancer une quête profonde de sens et de connexion. Ses périodes solitaires devinrent des terrains fertiles pour cultiver des liens spirituels, pour approfondir sa compréhension de lui-même et du monde qui l'entourait, et pour trouver un sens plus profond à sa propre existence.

L'Équilibre Entre Solitude et Sociabilité

Au fil de ses expériences, Maxence apprit à équilibrer la solitude avec la sociabilité. Il comprenait que la compagnie de soi-même était aussi vitale que les connexions sociales, que la solitude était un partenaire nécessaire dans le voyage de l'existence, apportant un équilibre précieux à sa vie.

Ainsi, Maxence apprit que l'ombre de la solitude pouvait être changeante, évolutive, parfois assombrissant, parfois éclaircissant, mais en fin de compte, il découvrit en elle une alliée de réflexion, de création, et de croissance personnelle. La solitude devint une compagne de route qui lui offrait un miroir reflétant les diverses teintes de son être, un guide dans le labyrinthe des émotions humaines, un compagnon de méditation et de questionnement introspectif.
La solitude dans la retraite peut revêtir différentes facettes, étant à la fois une opportunité de réflexion profonde, de croissance personnelle, mais aussi un défi à surmonter. Pour de nombreux retraités, la solitude peut se présenter sous un jour nouveau et parfois complexe.

1. **Opportunité de Réflexion Introspective : ** Pour certains retraités, la solitude représente une occasion de plonger dans une réflexion profonde sur leur vie passée, leur identité présente et les choix à venir. C'est un moment pour reconsidérer les vies vécues, les accomplissements, les échecs, et pour envisager le futur avec une nouvelle perspective.

2. **Confrontation avec l'Identité : ** La solitude peut être un miroir dans lequel se reflète l'identité individuelle, où le retraité est confronté à ses propres valeurs, désirs et peurs. Cela peut être à la fois libérateur et déstabilisant car il se réconcilie avec lui-même de manière plus profonde.

3. **Exploration de Nouveaux Horizons : ** Pour certains, la retraite peut représenter une période de solitude choisie, offrant une opportunité de se plonger dans des activités créatives, de s'adonner à des hobbies, ou même entreprendre des voyages en solitaire, emplissant ainsi la solitude de découvertes et de défis personnels.

4. **Risque de l'Isolement Social : ** Cependant, pour d'autres, la solitude peut signifier un risque d'isolement social. Avec la fin des interactions professionnelles, des collègues et des réseaux de travail, certains retraités peuvent se retrouver soudainement confrontés à un manque de connexions régulières, ce qui peut engendrer une solitude non désirée.

5. **Besoin de Nouvelles Connexions : ** La solitude peut également être un appel à élargir son cercle social, à rechercher de nouvelles amitiés et de nouvelles communautés. C'est l'occasion de s'engager dans des activités de groupe, des associations communautaires, ou des rencontres intergénérationnelles, réduisant ainsi l'impact négatif de la solitude non désirée.

6. **Équilibre Entre Solitude et Interaction : ** Pour beaucoup, la solitude dans la retraite

implique la recherche d'un équilibre sain entre le temps passé seul pour la réflexion et l'introspection, et le temps passé en compagnie d'autres pour partager des expériences et des relations.

En fin de compte, la solitude dans la retraite peut être une expérience complexe et variée. Elle offre à certains le calme et l'opportunité d'approfondir leur moi intérieur, tandis qu'elle représente un défi à surmonter pour d'autres, nécessitant un effort délibéré pour construire et maintenir des connexions sociales significatives.

La solitude à la retraite dresse un tableau complexe et nuancé. Pour certains, la retraite peut aggraver le sentiment de solitude alors que pour d'autres, cela peut offrir une occasion de redéfinir et de réévaluer le rôle de la solitude dans leur vie.

1. **Perte de Connexions Sociales : ** La transition vers la retraite peut entraîner une perte significative de connections sociales, notamment avec les anciens collègues et amis, ce qui peut augmenter le sentiment de solitude. La discontinuité des interactions professionnelles régulières peut laisser un vide social difficile à combler.

2. **Recherche de Significations Nouvelles : ** La solitude à la retraite peut également inciter à rechercher de nouvelles significations et de nouveaux objectifs. C'est une période propice pour réfléchir sur soi-même, pour se réaligner avec ses passions et ses intérêts personnels, ou pour s'engager dans des activités qui nourrissent l'âme.

3. **Sens du Désœuvrement : ** La perte de structure quotidienne que procure le travail peut laisser certains retraités se sentir désœuvrés, ce qui peut amplifier le sentiment de solitude. La solitude peut alors devenir une ombre menaçante, apportant un sentiment d'anxiété et de perte de but.

4. **Opportunité de Croissance Personnelle : ** D'autre part, la solitude à la retraite peut offrir une chance de croissance personnelle. En se retirant de l'agitation de la vie professionnelle, certains retraités découvrent une liberté qui leur permet d'explorer de nouveaux passe-temps, de voyager ou d'étudier, emplissant ainsi la solitude de découvertes et de réflexions enrichissantes.

5. **Équilibre des Interactions Sociales : ** Trouver un équilibre sain entre le temps passé seul et le temps passé en compagnie d'autres personnes est un défi important à adresser à la retraite. Les retraités peuvent adapter leur interaction sociale à un rythme plus lent, en investissant délibérément dans des connexions significatives, souvent plus profondes et enrichissantes.

6. **Impact sur la Santé Mentale et Émotionnelle : ** La solitude à la retraite peut avoir un impact significatif sur la santé mentale et émotionnelle. Pour certains, la solitude peut entraîner un sentiment deuil face à la perte des interactions professionnelles, tandis que pour d'autres, elle peut offrir l'occasion de se recentrer et de se ressourcer.

La solitude à la retraite, bien que parfois difficile, peut également être une source d'opportunités et de croissance. Il est crucial d'identifier les moments où la solitude devient un fardeau et de chercher activement des moyens de maintenir des connexions significatives pour nourrir son bien-être émotionnel et social.

Chapitre 19 : La Question de l'identité

Le chapitre sur "la question de l'identité" est une exploration profonde et captivante qui plonge dans les méandres de l'âme humaine, cherchant à comprendre la complexité et la fluidité de la construction de soi. Ce sujet soulève des questions fondamentales qui touchent à la racine même de l'existence humaine, stimulant une réflexion introspective sur la nature changeante de l'identité individuelle.

1. **La Nature de l'Identité : ** Ce chapitre invite à réfléchir sur la nature de l'identité, soulignant sa nature en constante évolution. Il explore la façon dont l'identité est tissée à travers les expériences, les interactions sociales, les croyances, les valeurs et les rôles que nous jouons dans la société et dans nos relations.

2. **L'Impact du Temps et de l'Expérience : ** Il plonge également dans la manière dont le temps et l'expérience modèlent et redéfinissent l'identité. Il met en lumière la façon dont les événements marquants, les transitions de vie et les défis influent sur la perception que nous avons de nous-mêmes, traçant ainsi les contours de notre identité en évolution perpétuelle.

3. **L'Identité Face à la Retraite : ** Ce chapitre examine également comment la retraite peut impacter la perception de soi. Il invite à considérer la manière dont cette transition majeure de la vie peut influencer la compréhension que nous avons de notre identité, mettant en lumière les défis, mais aussi les nouvelles opportunités de croissance personnelle que la retraite peut offrir.

4. **La Recherche de Sens et de Direction : ** Il soulève également la quête universelle de sens et de direction dans nos vies, invitant à une réflexion profonde sur la façon dont nous percevons par rapport à notre rôle dans le monde, à nos contributions et à notre héritage.

5. **Les Liens Sociaux et l'Identité : ** Ce chapitre explore l'interconnexion entre nos relations sociales et notre identité, examinant comment nos interactions avec les autres influent sur notre construction de soi, et comment nos rôles dans la famille, la communauté et la société échoient sur notre identité.

6. **La Fluidité de l'Identité : ** Il met en lumière la notion de la fluidité de l'identité, soulignant que celle-ci n'est pas statique, mais plutôt malléable et sujette au changement au fil du temps. Il incite à se questionner sur la façon dont nous choisissons de définir notre identité, aussi bien pour nous-mêmes que pour les autres.

Ce chapitre est une exploration riche et stimulante qui invite à une introspection profonde sur nos perceptions de nous-mêmes, sur la manière dont nous naviguons à travers les différentes sphères de notre existence, et sur la construction continuelle de notre propre histoire personnelle.

La question de l'identité pour un retraité est une profonde méditation sur la manière dont la transition vers la retraite peut impacter la perception de soi et influencer la construction de l'identité individuelle. Ce moment crucial de la vie peut remettre en question les rôles, les attentes et les conceptions préexistantes de soi, ou offrir une occasion de redécouvrir et de redéfinir son identité d'une manière nouvelle et plus profonde.

1. **Redéfinition des Rôles : ** La retraite peut entraîner une réévaluation des rôles sociaux et professionnels qui étaient jusque-là fondamentaux pour l'identité de la personne. Le retraité doit s'adapter à une nouvelle réalité où les titres et les responsabilités associés au travail ne définissent plus son identité, ouvrant la voie à une quête de sens renouvelée.

2. **Réflexion sur l'Héritage et l'Accomplissement : ** La retraite peut inciter à une réflexion approfondie sur l'héritage que l'on souhaite laisser, l'impact que l'on désire avoir dans le monde, ainsi que sur les accomplissements et les expériences qui ont façonné notre parcours de vie jusqu'à ce point. Cette introspection peut jouer un rôle crucial dans la redéfinition de l'identité à cette étape de la vie.

3. **La Quête de Sens et de Passion : ** Pour de nombreux retraités, cette période représente une opportunité de se replonger dans des passions négligées, de poursuivre de nouveaux intérêts, et de chercher des significations profondes qui contribuent à affirmer leur identité post-professionnelle.

4. **L'Adaptation à un Nouveau Mode de Vie : ** La retraite peut également inviter à un ajustement à un nouveau mode de vie, caractérisé par une transition vers des activités plus axées sur soi-même et sur l'épanouissement personnel. Cette adaptation demande souvent une exploration plus profonde de soi, conduisant à une redéfinition de l'identité sous un angle plus orienté vers l'épanouissement personnel.

5. **Les Relations et l'Identité : ** La nature des relations sociales peut également subir un changement significatif à la retraite, amenant les retraités à questionner l'influence de ces liens relationnels sur leur identité. Certains peuvent voir leurs cercles sociaux évoluer, ce qui peut avoir un impact sur la façon dont ils se perçoivent et sont perçus par les autres.

En fin de compte, la question de l'identité à la retraite est une exploration intensément personnelle, mettant en lumière la manière dont cette phase de la vie peut remodeler la compréhension que nous avons de nous-mêmes. C'est un moment pour se tourner vers l'intérieur, pour dialoguer avec soi-même sur la signification de l'identité en dehors du travail, pour envisager le chemin parcouru et la trajectoire future, et pour se connecter avec les éléments essentiels qui façonnent notre identité au-delà des rôles professionnels.

La question de l'identité pour les retraités est un voyage complexe et introspectif qui mérite une exploration approfondie. Voici des éléments supplémentaires à considérer lors de la réflexion sur ce thème :

1. **Exploration des Rôles Familiaux : ** La retraite peut être un moment pour explorer de nouveaux rôles au sein de la famille. Certains retraités deviennent grands-parents, d'autres peuvent être amenés à apporter un soutien accru à leurs enfants adultes. Cette redéfinition des rôles familiaux peut avoir un impact significatif sur la manière dont ils se perçoivent.

2. **L'Impact de la Legacy et de l'Héritage Culturel : ** Étant donné que la retraite offre l'occasion de réfléchir sur le legs à laisser, les retraités peuvent être amenés à explorer plus en profondeur leur héritage culturel et familial. Cela peut influencer leur identité et la perception qu'ils ont d'eux-mêmes en tant que porteurs de traditions et de valeurs familiales.

3. **Le Rôle de la Spiritualité et de la Sagesse : ** La retraite peut également être le moment pour certains de se plonger dans des quêtes spirituelles ou dans la transmission de la sagesse accumulée au fil des ans. Cela peut offrir une opportunité de redéfinir l'identité en se basant sur des aspects plus profonds et intangibles de l'existence.

4. **L'Adaptation à un Nouveau Style de Vie : ** Les retraités peuvent être confrontés à l'adaptation à un tout nouveau style de vie axé sur des activités plus libres et auto-déterminées. Cette période peut exiger une reconsidération profonde de soi, influençant la manière dont ils envisagent leur identité dans un cadre moins structuré.

5. **La Quête de Sens lors de Nouveaux Défis : ** Certains retraités peuvent être amenés à chercher de nouveaux défis, que ce soit par des voyages, l'apprentissage de nouvelles compétences, ou l'engagement dans des activités bénévoles. Ces nouveaux défis peuvent contribuer à redéfinir leur identité en leur donnant un nouveau souffle, de nouvelles compétences et un sentiment renouvelé de but.

En somme, la question de l'identité pour les retraités est une plongée profonde dans la redéfinition de soi, guidée par un besoin de se reconnecter avec son essence, de réfléchir sur l'impact durant toute une vie, et de trouver la signification dans la prochaine étape de l'existence. Il s'agit d'une exploration qui peut entraîner des révisions profondes de la compréhension que l'on a de soi-même et de la façon dont on se positionne par rapport à la société, à la famille et à soi-même.

La question de l'identité pour les retraités est un sujet complexe et significatif, car la transition vers la retraite entraîne souvent une redéfinition des rôles, des relations sociales et de l'estime de soi. Voici quelques points clés à considérer :

1. Redéfinition des rôles : À la retraite, les retraités sont souvent confrontés à la redéfinition de leur identité en dehors de leurs rôles professionnels. Cela peut nécessiter une réflexion sur ce qui définit réellement leur identité et leur valeur en dehors du monde du travail.

2. Exploration de nouvelles passions : La retraite offre souvent du temps libre pour explorer de nouveaux centres d'intérêt et de passions. Ces nouvelles activités peuvent jouer un rôle essentiel dans la redéfinition de l'identité des retraités et dans la recherche de nouvelles sources de satisfaction personnelle.

3. Impact sur la santé mentale : Pour de nombreux retraités, la transition vers la retraite peut parfois affecter leur estime de soi et leur sentiment d'utilité. La question de l'identité devient donc cruciale dans le maintien d'une bonne santé mentale et émotionnelle.

4. Adaptation aux changements familiaux : Les relations familiales peuvent également subir des changements à la retraite, devenant ainsi un élément clé dans la redéfinition de l'identité. Par exemple, certains retraités deviennent des aidants naturels ou des grands-parents à temps plein, ce qui peut radicalement influencer la façon dont ils se voient et se définissent.

En somme, la retraite ouvre de nouvelles opportunités pour une exploration plus profonde de son identité, de ses passions et de ses relations, tout en nécessitant une adaptation à un nouveau mode de vie. La question de l'identité pour les retraités devient une exploration riche et introspective, qui offre la possibilité de se redécouvrir et de trouver de nouvelles sources de sens et de bonheur dans cette nouvelle phase de la vie.

Chapitre 20 : Le Goût du Partage

Le chapitre "Le Goût du Partage" offre une exploration profonde et inspirante de la dynamique du partage et de la générosité sous toutes ses formes. En examinant cette thématique, l'auteur met en lumière les multiples facettes du partage, allant de l'échange matériel à l'offrande émotionnelle, et illustre l'impact positif que celui-ci peut avoir sur nos vies et sur la société dans son ensemble.

1. **Donner sans Attente de Retour : ** Ce chapitre explore la beauté du don désintéressé, soulignant que le partage authentique se fait sans attente de rétribution. Il fait écho à la conviction que la générosité enrichit à la fois celui qui donne et celui qui reçoit, et qu'elle est une source de joie et de connexion mutuelle.

2. **Le Partage comme Réaffirmation des Liens Sociaux : ** L'auteur souligne que le partage renforce les liens sociaux, nourrit les relations et crée un tissu de soutien au sein des communautés. Que ce soit par le biais de petites actions quotidiennes ou de gestes significatifs, le partage apparaît comme un pilier central de la solidarité humaine.

3. **Reconnaître l'Humanité en Autrui : ** Le chapitre met en lumière la capacité du partage à reconnaître l'humanité en autrui, à témoigner d'empathie et à répondre aux besoins des autres. Il souligne ainsi que le partage transcende les barrières émotionnelles et sociales, permettant de cultiver un monde plus inclusif et compatissant.

4. **La Générosité comme Source d'Épanouissement Personnel : ** L'ouvrage explore également la notion que la générosité favorise l'épanouissement personnel, amenant un sentiment de satisfaction et de plénitude. En partageant avec autrui, on nourrit son propre bien-être, renforçant ainsi l'importance du partage comme pratique bénéfique pour le donneur.

5. **Le Partage en tant que Pilier de la Communauté : ** Ce chapitre déploie également la notion que le partage est un pilier central du tissu social. En encourageant la solidarité et la coopération, il contribue à forger des communautés résilientes et engagées, faisant écho au vieux dicton "il faut tout un village pour élever un enfant".

6. **Partage de Connaissances et d'Expériences : ** Enfin, l'auteur met en lumière l'importance du partage de connaissances et d'expériences, soulignant que la transmission de savoirs et le mentorat constituent des formes de partage qui garantissent la pérennité des acquis humains à travers les générations.

Ce chapitre "Le Goût du Partage" est une riche méditation sur la puissance du don et de la générosité, réaffirmant le rôle central du partage dans la création d'une société plus connectée, attentionnée et édifiante. Il invite à une réflexion sur notre propre propension au partage, tout en soulignant l'impact transformateur qu'une telle démarche peut avoir sur le monde qui nous entoure.

Le chapitre sur "Le Goût du Partage" peut revêtir une signification particulièrement profonde pour une personne à la retraite, offrant une occasion de redécouvrir les joies du partage et de la générosité dans cette nouvelle phase de la vie.

1. **Partage de Temps et d'Expérience : ** Pour une personne à la retraite, le partage peut prendre la forme de l'offrande de temps et d'expérience. Ayant plus de temps libre, elle peut s'engager dans des activités de bénévolat, offrant ainsi le fruit de ses connaissances et de son expérience à diverses causes et organisations.

2. **Transmettre des Connaissances : ** La retraite peut offrir l'occasion de partager des compétences et des savoirs acquis tout au long de la vie. Cela peut se faire à travers des programmes de mentorat, des cours communautaires ou des activités éducatives, permettant à la personne à la retraite de rester engageante et de contribuer de manière significative à la société.

3. **Partage Inter-Générationnel:** Pour les retraités, le partage inter-générationnel peut revêtir une importance particulière. Ils peuvent jouer un rôle essentiel dans la transmission de traditions familiales, d'histoires et de valeurs à leurs enfants et petits-enfants, offrant ainsi un lien vital entre les générations.

4. **Pratiques de Caring:** La retraite peut également permettre d'adopter des pratiques de caring, où la personne à la retraite peut apporter un soutien attentif et bienveillant à d'autres, que ce soit auprès de membres de la famille, d'amis ou au sein de leur communauté, offrant ainsi du réconfort et de l'assistance dans les moments de besoin.

5. **Partage Culturel:** Par le biais du partage culturel, la personne à la retraite peut célébrer et partager ses propres traditions et héritages culturels avec les autres, encourageant ainsi la diversité et l'enrichissement mutuel au sein de la société.

En somme, le chapitre "Le Goût du Partage" prend une signification particulière pour les retraités, car il souligne l'opportunité continue d'apporter une contribution significative à leur entourage et à la société dans son ensemble, et offre une plateforme pour redécouvrir les joies du partage, de la générosité et de la connectivité humaine dans cette nouvelle phase de la vie.

6. **Partage de Temps et d'Expérience : ** Pour une personne à la retraite, le partage peut prendre la forme de l'offrande de temps et d'expérience. Ayant plus de temps libre, elle peut s'engager dans des activités de bénévolat, offrant ainsi le fruit de ses connaissances et de son expérience à diverses causes et organisations.

7. **Transmettre des Connaissances : ** La retraite peut offrir l'occasion de partager des compétences et des savoirs acquis tout au long de la vie. Cela peut se faire à travers des programmes de mentorat, des cours communautaires ou des activités éducatives, permettant à la personne à la retraite de rester engageante et de contribuer de manière significative à la société.

8. **Partage Inter-Générationnel : ** Pour les retraités, le partage inter-générationnel peut revêtir une importance particulière. Ils peuvent jouer un rôle essentiel dans la transmission de traditions familiales, d'histoires et de valeurs à leurs enfants et petits-enfants, offrant ainsi un lien vital entre les générations.

En somme, le chapitre "Le Goût du Partage" prend une signification particulière pour les retraités, car il souligne l'opportunité continue d'apporter une contribution significative à leur entourage et à la société dans son ensemble, et offre une plateforme pour redécouvrir les joies du partage, de la générosité et de la connectivité humaine dans cette nouvelle phase de la vie.

Les avantages du partage pour les retraités sont multiples et significatifs. En voici quelques-uns :

1. **Bienfaits pour la santé mentale et émotionnelle : ** Le partage, que ce soit sous la forme du bénévolat, de mentorat ou d'aide à autrui, peut contribuer au bien-être émotionnel des retraités. Cela leur permet de se sentir utiles et de maintenir un sentiment de but et de valeur personnelle.

2. **Opportunité de Restaurer un Sentiment de Communauté : ** Le partage offre aux retraités la possibilité de rester connectés avec leur communauté, de tisser des liens sociaux significatifs, tout en luttant contre le risque de l'isolement social souvent associé à la retraite.

3. **Transmission d'un Héritage Culturel et Expérience : ** Pour les retraités, le partage peut être une opportunité précieuse de transmettre des connaissances, des compétences et des traditions à la génération suivante, contribuant ainsi à préserver un héritage culturel et historique.

4. **Favoriser un Sentiment d'Accomplissement : ** Le partage peut procurer aux retraités un sentiment profond d'accomplissement, les aidant à rester actifs, engagés et stimulés sur le plan intellectuel, émotionnel et social.

5. **Créer un Impact Positif dans la Société : ** En partageant leurs connaissances, compétences et temps, les retraités peuvent avoir un impact significatif sur la société, en améliorant la vie des autres et en contribuant à des causes qui leur tiennent à cœur.

En somme, le partage offre aux retraités une opportunité de rester actifs, engagés et impliqués dans leur communauté, tout en leur permettant de cultiver un sentiment de valeur personnelle et d'accomplissement.

Chapitre 21 : Les joies de l'Apprentissage Continu

Les joies de l'apprentissage est un chapitre délicieusement captivant qui explore la richesse infinie à découvrir dans le fait d'acquérir de nouvelles connaissances, compétences et compréhensions. Il met en lumière le potentiel d'épanouissement personnel, intellectuel et émotionnel que procure l'acte même d'apprendre, ouvrant ainsi des portes insoupçonnées vers des horizons infinis de croissance et de découverte.

1. **Le Voyage de la Découverte Personnelle : ** Le chapitre souligne l'apprentissage comme un voyage vers la découverte personnelle, permettant aux individus de mieux se comprendre, de découvrir leurs passions et leurs préférences, et de mieux orienter leur chemin de vie.

2. **Adaptabilité et Dynamisme : ** Il met en lumière la capacité d'adaptabilité et de dynamisme que l'apprentissage apporte, encourageant les individus à rester curieux, ouverts d'esprit et à s'adapter aux changements, tant sur le plan personnel que professionnel.

3. **L'épanouissement Personnel : ** Ce chapitre souligne que l'apprentissage est une voie vers l'épanouissement personnel, nourrissant une croissance continue, une estime de soi positive, et une satisfaction provenant de la maîtrise de nouvelles compétences ou connaissances.

4. **La Créativité et l'Innovation : ** Il met également en avant la corrélation étroite entre l'apprentissage et la créativité, soulignant que l'acquisition de nouvelles perspectives et compétences stimule l'innovation et l'expression créative.

5. **Des Atouts pour la Société : ** Le chapitre souligne également les avantages sociaux de l'apprentissage, encourageant les individus à contribuer positivement à la société, à travers le partage de connaissances et la résolution de problèmes complexes.

6. **La Joie de la Curiosité : ** Enfin, il célèbre la joie intemporelle de la curiosité, mettant en avant que l'apprentissage constant procure une stimulation mentale continue, enflammant le feu de la passion et du savoir tout au long de la vie.

En somme, le chapitre "Les Joies de l'Apprentissage" est un hymne éloquent à la poursuite inlassable de la connaissance, à l'exploration inépuisable de l'esprit humain, et à l'épanouissement infini que l'acte même d'apprendre peut apporter à tous les individus.

L'apprentissage continu pour les retraités présente de nombreux avantages significatifs :

1. **Stimulation Mentale : ** L'apprentissage actif stimule le cerveau, aidant à maintenir la clarté mentale, à renforcer la mémoire et à favoriser la santé cérébrale globale.

2. **Élargissement des Horizons : ** Cela offre une opportunité d'explorer de nouveaux sujets, d'acquérir des compétences nouvelles et de rester au fait des derniers développements dans des domaines d'intérêt.

3. **Estime de Soi et Confiance : ** Maîtriser de nouvelles compétences ou connaissances peut renforcer l'estime de soi et la confiance en soi, offrant une sensation de réalisations

continues.

4. **Socialisation et Réseautage : ** En participant à des cours ou des ateliers, les retraités ont l'opportunité de rencontrer de nouvelles personnes, ce qui peut contrer l'isolement social et favoriser de nouvelles amitiés.

5. **Création de Nouvelles Perspectives : ** L'apprentissage continu encourage une pensée plus flexible et ouverte, permettant de voir le monde sous une lumière différente et d'adopter de nouvelles perspectives sur la vie.

6. **Adaptabilité et Résilience : ** L'apprentissage favorise l'adaptabilité face au changement et renforce la capacité à faire face à de nouveaux défis, aidant les retraités à rester dynamiques et engagés dans leurs activités quotidiennes.

En somme, l'apprentissage continu pour les retraités offre une pléthore d'avantages, allant de la stimulation mentale à l'enrichissement social, contribuant ainsi à un mode de vie épanouissant et dynamique.

L'apprentissage pour les retraités comporte de nombreux avantages, dont voici quelques-uns :

1. Stimulation cérébrale : L'apprentissage continu stimule le cerveau, favorisant la santé mentale et contribuant à maintenir une cognition saine à mesure que l'on vieillit.

2. Épanouissement personnel : L'acquisition de nouvelles compétences, connaissances ou hobbies peut apporter un sentiment d'accomplissement et de satisfaction personnelle, contribuant ainsi au bien-être émotionnel.

3. Socialisation : Participer à des cours, des ateliers ou des activités éducatives offre aux retraités l'occasion de rencontrer de nouvelles personnes, de se socialiser et de cultiver de nouvelles amitiés, réduisant ainsi le risque d'isolement social.

4. Découverte de passions : La retraite offre souvent du temps libre pour explorer de nouveaux intérêts et passions, et l'apprentissage peut être une avenue pour découvrir des activités qui apportent joie et épanouissement.

5. Prévention des troubles cognitifs : Des études ont montré que l'apprentissage régulier peut aider à réduire le risque de déclin cognitif et de certaines maladies neurodégénératives chez les personnes âgées.

En somme, l'apprentissage continu offre aux retraités l'opportunité de rester mentalement actifs, de cultiver de nouvelles expériences enrichissantes, de tisser des liens sociaux et de participer à la création d'une vie épanouie et dynamique.

Chapitre 22 : La santé, un Nouveau Combat

La santé devient souvent un enjeu plus pressant pour de nombreux retraités, car ils sont confrontés à de nouveaux défis et changements à mesure qu'ils avancent dans cette étape de la vie. Voici quelques points clés concernant "La santé : un nouveau combat pour les retraités" :

1. Gestion des conditions médicales existantes : De nombreux retraités doivent faire face à la gestion de conditions médicales existantes telles que le diabète, l'hypertension artérielle, l'arthrite, etc. La prise en charge de ces problèmes de santé devient un aspect crucial de leur quotidien.

2. Adaptation aux nouveaux besoins de santé : Avec l'avancement en âge, les retraités doivent fréquemment s'adapter à de nouveaux besoins de santé. Cela peut inclure la nécessité de soins de longue durée, une vigilance accrue concernant les maladies liées à l'âge, et des ajustements dans le mode de vie pour préserver la santé.

3. Importance de la santé mentale : La santé mentale devient également une préoccupation majeure. Les retraités peuvent faire face à des défis tels que la solitude, la dépression ou la perte de sens. La prise en charge de la santé mentale devient alors un nouvel axe de combat pour beaucoup.

4. Promotion d'un mode de vie sain : Les retraités sont souvent encouragés à adopter un mode de vie plus sain, incluant une alimentation équilibrée, de l'exercice régulier, et la gestion du stress. Il s'agit d'un nouveau défi, mais aussi d'une opportunité pour maintenir une bonne santé.

5. Accès aux soins de santé : L'accès à des soins de santé de qualité devient une priorité pour de nombreux retraités. Cela peut impliquer la compréhension des options d'assurance maladie, l'accès à des soins abordables, ainsi que la recherche de professionnels de la santé adaptés à leurs besoins spécifiques.

En somme, la santé devient un nouveau combat pour de nombreux retraités, les amenant à s'adapter à des besoins de santé changeants, à promouvoir des modes de vie plus sains, à gérer des conditions médicales existantes, et à veiller sur leur bien-être physique et mental tout au long de cette étape de la vie.

La santé représente en effet un nouveau défi pour de nombreux retraités, et il est important d'aborder cette question sous plusieurs angles.

1. Gestion des multiples besoins médicaux : En vieillissant, les retraités sont souvent confrontés à la gestion de plusieurs besoins médicaux simultanément. Cela inclut la prise de médicaments, des consultations médicales régulières et la surveillance de leur état de santé global.

2. Prévention des chutes et des blessures : Les retraités doivent adopter des mesures de prévention pour éviter les chutes et autres blessures potentielles, car ces incidents peuvent avoir un impact plus important sur leur santé à mesure qu'ils avancent en âge.

3. Importance de l'activité physique : La promotion de l'activité physique devient un aspect

essentiel de la santé des retraités. Trouver des moyens appropriés pour rester actifs, que ce soit par la marche, la natation ou des exercices adaptés, est crucial pour maintenir la santé physique.

4. Gestion des problèmes de santé chroniques : De nombreux retraités doivent relever le défi de gérer des problèmes de santé chroniques tels que l'arthrite, les maladies cardiaques, le diabète, etc. Cela nécessite une vigilance constante et parfois des ajustements significatifs du mode de vie.

5. Soins de santé mentale : La santé mentale devient un aspect critique. Les retraités peuvent être confrontés à une augmentation du stress, de l'anxiété et même de la dépression. Par conséquent, la prise en charge de la santé mentale devient une priorité importante.

La santé devient un nouveau combat pour de nombreux retraités, car cette période de la vie est souvent accompagnée de changements physiologiques et de nouveaux défis en matière de bien-être. Voici une analyse approfondie de la manière dont la santé devient un sujet crucial pour de nombreux retraités :

Prise en Charge de la Santé Physique :

- **Gestion des Conditions Médicales : ** Les retraités peuvent être confrontés à la gestion de conditions médicales chroniques telles que le diabète, l'hypertension, ou l'arthrite, nécessitant une approche proactive pour maintenir une bonne santé.

- **Adoption d'un Mode de Vie Actif : ** La pratique régulière d'une activité physique adaptée à l'âge et aux capacités individuelles est essentielle pour maintenir la mobilité, prévenir les maladies cardiovasculaires, et favoriser le bien-être général.

Bien-Être Mental et Émotionnel :

- **Gestion du Stress : ** La retraite peut être un moment de transition émotionnelle, nécessitant des stratégies de gestion du stress, une recherche d'équilibre émotionnel et des moyens de maintenir une santé mentale positive.

- **Prévention de l'Isolement : ** L'engagement social et la préservation des liens sociaux sont cruciaux pour réduire le risque d'isolement, favoriser le soutien émotionnel et promouvoir une santé mentale optimale.

Nutrition et Alimentation :

- **Adoption d'une Alimentation Équilibrée : ** La nutrition adéquate joue un rôle clé dans le maintien d'une santé optimale. Les retraités doivent être attentifs à leur alimentation afin de répondre aux besoins nutritionnels changeants liés à l'âge.

- **Gestion de la Perte de Poids ou de l'Obésité : ** Certains retraités peuvent faire face à des défis liés à la perte de poids ou à la lutte contre l'obésité, nécessitant une approche personnalisée pour maintenir un poids santé.

Gestion des Soins Médicaux :

- **Suivi Régulier :** Les soins de santé préventifs, tels que les bilans de santé, les examens médicaux réguliers et la vaccination, sont essentiels pour prévenir les maladies et détecter précocement tout problème de santé.

- **Accès aux Soins Médicaux :** S'assurer d'avoir accès à des soins médicaux de qualité, que ce soit à travers une assurance santé adéquate, des programmes gouvernementaux spécifiques ou d'autres ressources disponibles.

Adaptation aux Changements Physiologiques :

- **Gestion de la Perte de Vision ou de l'Audition :** La prise en charge adéquate de la baisse de vision ou de l'altération de l'audition est cruciale pour maintenir la sécurité et la qualité de vie.

- **Prise en Charge des Problèmes de Mobilité :** La gestion des problèmes de mobilité, tels que l'arthrite ou d'autres affections musculo-squelettiques, est essentielle pour maintenir l'indépendance et la qualité de vie.

La santé devient un aspect central de la vie des retraités, exigeant une attention particulière, des ajustements au mode de vie, et une approche proactive pour préserver le bien-être général. C'est un nouveau combat qui nécessite une prise de conscience et des mesures adaptées pour maintenir une qualité de vie optimale et favoriser un vieillissement sain et épanoui.

En conclusion, la santé représente effectivement un nouveau combat pour de nombreux retraités, les obligeant à relever de nouveaux défis et à adapter leurs modes de vie pour maintenir un bien-être optimal à mesure qu'ils avancent en âge.

Chapitre 23 : Trouver un nouvel équilibre

Trouver un nouvel équilibre dans la vie peut être une quête profondément personnelle et significative. Cela peut impliquer de réévaluer nos priorités, de chercher des moyens de réduire le stress et d'adopter de saines habitudes de vie. Pour trouver un nouvel équilibre, il est important de prendre le temps de se connaître soi-même, d'explorer ce qui nous apporte de la joie et de la satisfaction, et de s'entourer de personnes positives. Parfois, cela peut nécessiter des ajustements dans notre emploi du temps, nos relations et même notre environnement physique. Trouver un nouvel équilibre peut être un voyage difficile, mais il peut également apporter une grande satisfaction et un sentiment de bien-être lorsque nous sommes alignés avec ce qui est authentique pour nous.

Pour les retraités, trouver un nouvel équilibre peut être une transition majeure alors qu'ils passent à une nouvelle phase de leur vie. Cette période offre l'opportunité de réévaluer les priorités, de découvrir de nouvelles passions et de redéfinir leur identité en dehors du monde du travail. Voici quelques domaines clés à considérer pour trouver un nouvel équilibre :

1. Réévaluer les objectifs : Les retraités peuvent se fixer de nouveaux objectifs personnels, tels que voyager, se consacrer à des passe-temps longtemps négligés ou s'impliquer dans des activités bénévoles. Il est important de trouver des sources de stimulation et de satisfaction personnelle pour remplacer le rythme de travail antérieur.

2. Équilibre financier : La retraite peut modifier considérablement les circonstances financières. Trouver un nouvel équilibre signifie souvent revoir les habitudes de dépenses et d'épargne pour s'assurer que les ressources financières sont alignées avec le mode de vie souhaité.

3. Bien-être physique et mental : Les retraités peuvent accorder plus de temps à l'exercice physique, à la méditation et à d'autres pratiques de bien-être. Trouver un équilibre entre le repos et l'activité physique est crucial pour maintenir une bonne santé à long terme.

4. Relations sociales : Orchestrer un nouvel équilibre social est également important. Pour de nombreux retraités, la vie professionnelle a souvent été le lieu principal de rencontres sociales. Trouver de nouvelles communautés, que ce soit par le biais de groupes d'intérêt, de clubs ou de cercles sociaux, peut aider à maintenir un réseau de soutien solide.

5. Temps libre : La retraite offre une opportunité de profiter du temps libre de manière significative. Cela peut nécessiter un ajustement pour s'assurer que le temps est bien utilisé et que chaque journée apporte une certaine satisfaction personnelle.

En fin de compte, trouver un nouvel équilibre en tant que retraité implique d'explorer des opportunités de croissance personnelle, de redéfinir ses priorités et de s'adapter à un nouveau mode de vie. Cela peut être une transition exaltante qui offre de nouvelles possibilités et une plus grande liberté pour poursuivre des passions et des intérêts qui pourraient avoir été relégués au second plan pendant la vie active.

Il peut être utile pour les retraités de considérer certaines stratégies spécifiques pour trouver un nouvel équilibre dans leur vie après la retraite.

1. Planifier de manière proactive : La retraite peut être le moment idéal pour créer une vision claire de ce que l'on veut réaliser dans cette nouvelle phase de la vie. Élaborer un plan pour les activités, les voyages, les engagements sociaux et les projets personnels peut aider à établir un sentiment de structure et de but.

2. Maintenir une routine saine : Alors qu'il est tentant de se laisser emporter par la liberté accrue de la retraite, maintenir une routine quotidienne peut soutenir un sentiment de stabilité. Cela peut inclure des horaires de repas réguliers, des activités quotidiennes de bien-être, et également l'inclusion de temps pour la relaxation et la découverte de nouveaux passe-temps.

3. Garder l'esprit actif : Trouver de nouvelles façons de s'engager mentalement peut aider à maintenir un sentiment d'équilibre. Cela pourrait inclure la participation à des cours, à des cercles de lecture, à des activités artistiques ou à des projets d'apprentissage continu.

4. Renforcer les liens interpersonnels : Investir dans des relations significatives avec la famille, les amis et la communauté peut être un aspect clé pour maintenir un sentiment d'équilibre émotionnel. Les retraités peuvent s'impliquer dans des groupes sociaux, des activités de bénévolat ou des activités de mentorat pour promouvoir des connexions enrichissantes.

5. Prendre soin de sa santé : La retraite offre l'opportunité de se concentrer sur le bien-être physique. Cela peut inclure des habitudes alimentaires saines, des consultations médicales régulières et un engagement dans des activités physiques adaptées.

En somme, trouver un nouvel équilibre en tant que retraité implique d'être intentionnel dans la manière dont on structure sa vie, de demeurer social et actif, et de chercher la croissance et la diversité dans ses activités quotidiennes. En embrassant cette nouvelle phase de la vie avec curiosité et ouverture, il est possible de découvrir un équilibre riche et gratifiant qui apporte joie, sens et satisfaction.

Chapitre 24 : Prendre soin de soi

Prendre soin de soi est essentiel à tout âge, mais cela revêt une importance particulière pour les retraités, qui entrent dans une phase de la vie où la santé et le bien-être deviennent des priorités centrales. Voici quelques points importants à considérer pour les retraités lorsqu'il s'agit de prendre soin d'eux-mêmes :

1. Santé physique : Prendre soin de sa santé physique implique de maintenir un mode de vie actif. Cela peut inclure des exercices adaptés tels que la marche, la natation, le yoga ou toute autre activité physique qui convient à la condition physique individuelle. Il est également crucial de suivre les examens médicaux réguliers et de maintenir une alimentation équilibrée pour favoriser la santé à long terme.

2. Santé mentale : S'occuper de sa santé mentale est tout aussi important. Les activités telles que la méditation, la lecture, les activités artistiques ou l'apprentissage de nouvelles compétences peuvent stimuler l'esprit et offrir une perspective positive sur la vie après la retraite.

3. Équilibre émotionnel : Les retraités peuvent être confrontés à des défis émotionnels tels que l'adaptation à la retraite, les changements dans les relations sociales et le processus de vieillissement. Il est important de rechercher un équilibre émotionnel en s'entourant de soutiens positifs, qu'il s'agisse de membres de la famille, d'amis proches ou de groupes de soutien.

4. Soins personnels : Prendre du temps pour soi est essentiel. Cela peut inclure des activités de détente comme les bains, les massages, la lecture ou tout ce qui apporte un sentiment de calme et de tranquillité.

5. Vie sociale : Maintenir une vie sociale active peut contribuer de manière significative au bien-être général des retraités. Participer à des activités de groupe, rejoindre des clubs ou des organisations, ou même simplement passer du temps avec des amis proches peut apporter joie et vitalité à la vie quotidienne.

En conclusion, prendre soin de soi pour les retraités implique un engagement envers une santé physique, mentale et émotionnelle. En cultivant un mode de vie équilibré qui promeut le bien-être sous toutes ses formes, les retraités peuvent tirer le meilleur parti de cette nouvelle phase de la vie et profiter de chaque jour avec vitalité et satisfaction.

Prendre soin de soi pour les retraités comprend également des aspects spécifiques liés au processus de vieillissement et à la transition vers la retraite. Voici quelques points supplémentaires à considérer :

1. Autonomie et sécurité : Les retraités peuvent trouver un nouvel équilibre en créant un environnement sûr et adapté à leurs besoins. Cela peut impliquer des ajustements à domicile pour assurer une accessibilité facile et la sécurité, ainsi que l'utilisation de dispositifs d'assistance si nécessaire.

2. Planification financière : Prendre soin de soi implique également de se concentrer sur la

sécurité financière à long terme. Il est important de réévaluer régulièrement ses ressources financières, de planifier ses dépenses et d'envisager des options telles que l'assurance maladie et les investissements pour assurer une stabilité financière à mesure que l'on vieillit.

3. Gestion de la santé : Les retraités doivent adopter une approche proactive de leur santé, en suivant les recommandations médicales, en prenant régulièrement leurs médicaments si nécessaire, et en ayant des discussions ouvertes avec leurs prestataires de soins de santé pour s'assurer qu'ils comprennent bien leurs besoins médicaux.

4. Activité physique adaptée : En vieillissant, il est important de s'engager dans des activités physiques qui prennent en compte les limitations ou les conditions médicales spécifiques. Cela pourrait impliquer des exercices de faible impact, des pratiques de yoga adaptées, ou des programmes de marche supervisée pour maintenir la force musculaire et la santé cardiovasculaire.

5. Soins médicaux préventifs : Les retraités devraient maintenir un suivi régulier en matière de soins médicaux préventifs tels que les examens de santé, les vaccinations recommandées, et les dépistages pour les maladies courantes liées à l'âge.

En intégrant ces aspects de prise en charge de soi, les retraités peuvent aborder cette nouvelle phase de la vie avec confiance, en sachant qu'ils sont prêts à faire face aux défis liés au vieillissement et à trouver un nouvel équilibre qui favorise une vie saine et épanouie.

Chapitre 25 : Gérer les défis de la retraite

La retraite peut apporter à la fois des opportunités stimulantes et des défis uniques à surmonter. Voici quelques stratégies pour gérer les défis de la retraite :

1. Redéfinir l'identité : La transition vers la retraite peut parfois laisser certains retraités se sentir perdus ou dépourvus d'identité professionnelle. Il est important de rechercher de nouvelles passions, activités ou rôles qui apportent un sentiment renouvelé de but et d'accomplissement.

2. Gérer le temps libre : La soudaine disponibilité de temps peut être difficile à gérer. Il est essentiel de trouver un équilibre sain entre l'activité et le repos, tout en s'engageant dans des activités significatives qui nourrissent l'âme et l'esprit.

3. Maintenir les relations sociales : La retraite peut parfois signifier une perte de contacts sociaux qui étaient ancrés dans la vie professionnelle. Cultiver de nouvelles amitiés, entretenir des relations existantes et participer à des activités sociales peut atténuer la solitude et renforcer le sentiment de communauté.

4. Planifier financièrement : La gestion des ressources financières pendant la retraite peut être un défi. Élaborer un plan financier judicieux, y compris la gestion des économies, des rentes et des pensions, peut offrir une stabilité importante pour aborder la vie en toute confiance.

5. S'adapter aux changements de santé : La santé peut fluctuer avec l'âge, et il est essentiel de rester proactif dans la gestion de la santé. Cela peut inclure la recherche de soins médicaux appropriés, l'adoption d'un mode de vie sain et la gestion des défis de santé potentiels.

En gérant ces défis avec détermination et en adoptant des stratégies spécifiques pour promouvoir un ajustement sain à la retraite, il est possible de vivre cette nouvelle phase de la vie de manière épanouissante et enrichissante.

De nombreux défis peuvent surgir lors de la transition vers la retraite. Il est important de se rappeler que cette étape de la vie peut également être une période de croissance personnelle et de nouvelles opportunités. Voici d'autres stratégies pour gérer les défis de la retraite :

6. Se fixer de nouveaux objectifs : La retraite peut être l'occasion de se lancer dans de nouveaux projets ou de se fixer des objectifs personnels stimulants. Cela peut inclure l'apprentissage de nouvelles compétences, la réalisation de voyages longtemps rêvés, ou la participation à des activités qui donnent un nouvel élan à la vie quotidienne.

7. Adaptation du style de vie : La retraite peut signifier un changement significatif dans le style de vie, y compris les habitudes de dépenses, les loisirs et même le lieu de résidence. Adopter un mode de vie qui correspond aux nouvelles réalités de la retraite est essentiel pour maintenir un équilibre et le bien-être.

8. Recherche de sens et de contribution : Beaucoup de retraités cherchent à trouver un sens renouvelé à leur vie après la retraite. S'engager dans des activités de bénévolat, partager ses compétences et son expérience, ou s'impliquer dans des causes qui importent peuvent aider à nourrir un sentiment de but et de contribution continue à la société.

9. Gestion du stress et de l'ennui : La retraite peut parfois être associée à une période de stress ou d'ennui, surtout si les journées semblent vides. Il est important de rechercher des activités enrichissantes, de cultiver des passe-temps, et de maintenir des objectifs clairs pour éviter de tomber dans la morosité.

10. Adapter son rythme de vie : La transition vers la retraite peut exiger un ajustement dans le rythme quotidien. Il est important de trouver un équilibre entre le temps pour soi et le temps pour les autres, tout en ménageant des espaces pour la relaxation, la réflexion et la stimulation intellectuelle.

En gérant ces défis de manière proactive et en explorant de nouvelles avenues pour la croissance personnelle, les retraités peuvent embrasser cette nouvelle phase de la vie avec confiance et enthousiasme, et découvrir de nouvelles sources de bonheur et de réalisation.

En plus des défis mentionnés précédemment, il est important de reconnaître d'autres aspects spécifiques auxquels les retraités pourraient être confrontés, tels que :

11. Gestion des transitions familiales : Les relations familiales évoluent souvent à la retraite. Les retraités pourraient connaître des changements dans leur rôle de parents ou de grands-parents, ainsi que des ajustements dans les relations avec leurs enfants et leurs petits-enfants. Trouver un nouvel équilibre dans ces relations peut être crucial pour maintenir des liens familiaux sains et nourrissants.

12. Planification des soins à long terme : La retraite est souvent l'occasion de réfléchir à la planification des soins à long terme. Il peut être nécessaire de prendre des décisions concernant la santé et le bien-être à mesure que l'on vieillit, notamment en ce qui concerne les soins de santé à domicile, l'assistance résidentielle ou les directives anticipées.

13. Gestion des sentiments de perte : La retraite peut parfois être associée à un sentiment de perte, que ce soit la perte du statut professionnel, la perte de contacts sociaux ou la perte de routine. Il est important de faire face à ces sentiments de manière proactive et de rechercher des moyens de construire de nouveaux fondements pour une vie épanouissante.

En abordant ces défis avec ouverture et résilience, les retraités peuvent naviguer avec succès à travers ces aspects complexes de la transition vers la retraite. Rechercher des ressources communautaires, des groupes de soutien ou des conseils professionnels peut fournir un soutien précieux pour faire face à ces défis de manière constructive et positive.

Chapitre 26 : Réfléchir sur sa vie

Réfléchir sur sa vie est une activité profondément personnelle et significative, qui peut prendre de nombreuses formes en fonction de l'âge et des expériences de vie. Pour les retraités, cette période peut offrir une occasion précieuse de contemplation et de réflexion sur les réalisations passées, les leçons apprises et les aspirations pour l'avenir. Voici quelques points importants à considérer lors de cette période de réflexion sur sa vie :

1. Bilan des accomplissements : La retraite est l'occasion de regarder en arrière et de célébrer ses réalisations personnelles et professionnelles. Cela peut inclure la reconnaissance des succès, des défis surmontés et des moments significatifs qui ont façonné le parcours de vie.

2. Identification des valeurs fondamentales : Réfléchir sur sa vie implique souvent d'identifier les valeurs qui sont les plus importantes. Cela peut aider à orienter les décisions futures et à donner un sens renouvelé aux choix de vie.

3. Chercher du sens : Cette période de réflexion peut également impliquer une quête de sens plus profond. Les retraités pourraient se demander ce qui donne un véritable sens à leur existence et comment ils peuvent continuer à contribuer de manière significative à leur propre bien-être et à celui des autres.

4. Gratitude et acceptation : La réflexion sur sa vie peut également inclure la pratique de la gratitude pour les expériences vécues, ainsi que l'acceptation des aspects de la vie qui ne peuvent être changés. Cette attitude peut conduire à une plus grande paix intérieure et à un sentiment de plénitude.

5. Réalisation d'un héritage : Les retraités pourraient également réfléchir à quel type de leg ils souhaitent laisser derrière eux. Cela pourrait inclure des réflexions sur l'héritage familial, les contributions communautaires, ou d'autres moyens de laisser un impact positif sur les générations futures.

En prenant le temps de réfléchir sur sa vie, les retraités peuvent trouver une nouvelle perspective sur le chemin parcouru et en même temps se sentir inspirés à poursuivre des objectifs significatifs à mesure qu'ils entament cette nouvelle phase de la vie.

La réflexion sur sa vie pour les retraités peut également impliquer l'exploration de nouveaux aspects de soi-même, de ses passions et de ses intérêts. Voici quelques points supplémentaires à considérer dans le cadre de cette réflexion :

6. Poursuite de la croissance personnelle : Les retraités peuvent envisager de poursuivre de nouveaux défis intellectuels, artistiques ou spirituels. Cela pourrait inclure la reprise d'études, la pratique d'activités artistiques, ou l'investigation de questions philosophiques ou métaphysiques.

7. Exploration de nouvelles possibilités : La retraite peut offrir l'opportunité d'explorer des passions longtemps négligées ou de s'engager dans des activités qui apportent une satisfaction personnelle. Envisager des voyages, des projets de bénévolat, ou des expériences de mentorat peuvent enrichir la vie après la carrière professionnelle.

8. Résolution de problèmes non résolus : La réflexion sur sa vie peut également inclure l'appréciation du parcours personnel, ainsi que la recherche de résolution pour les conflits non résolus ou les sentiments persistants de regret. Cela permet de cultiver un sentiment de paix intérieure à mesure qu'on aborde cette nouvelle phase de la vie.

9. Établir des objectifs significatifs : Les retraités peuvent réfléchir sur les objectifs qu'ils aimeraient poursuivre à l'avenir. Cela peut inclure l'établissement de nouvelles expériences à vivre, de contributions à apporter à la société, ou de nouvelles compétences à acquérir.

En réfléchissant sur sa vie de manière intentionnelle, les retraités peuvent trouver un renouveau émotionnel, intellectuel, et spirituel, qui enrichit leur expérience de retraite et offre de nouvelles perspectives sur ce que signifie vivre une vie épanouie et satisfaisante.

Réfléchir sur sa vie est une activité continue qui peut apporter une profonde compréhension de soi-même, de ses relations et de son impact sur le monde. Pour les retraités, cette réflexion peut être l'occasion de consolider les expériences passées et de se tourner vers l'avenir avec clarté et détermination. Voici d'autres aspects importants à prendre en compte dans cette réflexion :

10. Exploration de la spiritualité : La retraite offre souvent l'opportunité d'explorer plus pleinement des questions spirituelles ou philosophiques. La réflexion sur sa vie peut inclure des considérations spirituelles ou la recherche d'un sens plus profond de la vie et de la mort.

11. Équilibre et harmonie : Les retraités peuvent réfléchir sur la façon de cultiver un équilibre et une harmonie dans leur vie quotidienne. Cela peut impliquer la recherche de pratiques qui favorisent la paix intérieure et le bien-être émotionnel.

12. Établir des liens intergénérationnels : La réflexion sur sa vie peut également impliquer un engagement pour la future génération, y compris la transmission de traditions familiales, l'enregistrement des récits personnels, ou l'investissement dans des liens profonds avec les membres plus jeunes de la famille.

13. Développement de la sagesse : Les retraités peuvent utiliser cette période de réflexion pour cultiver et transmettre la sagesse acquise au fil des années. En explorant ses expériences, ses réussites et ses échecs, on peut tirer des enseignements significatifs à partager avec d'autres.

En explorant ces aspects importants de la réflexion sur sa vie, les retraités peuvent découvrir un nouvel élan, une profondeur de sentiments, et une compréhension plus grande de leur propre existence. Ce travail de réflexion peut offrir une nouvelle vision de soi et du monde, ainsi que des opportunités stimulantes pour la croissance personnelle et l'épanouissement continu.

La réflexion sur sa vie à la retraite peut être une opportunité unique de faire un bilan de ses expériences passées tout en envisageant l'avenir avec sagesse. Voici quelques éléments supplémentaires à considérer lorsque l'on réfléchit sur sa vie à la retraite :

14. Exploration de la créativité : La retraite peut offrir un espace pour explorer et développer sa créativité. Cela peut prendre la forme d'activités artistiques, de l'écriture ou de la

participation à des projets qui permettent d'exprimer ses idées de manière innovante.

15. Introspection sur le bonheur : La réflexion sur sa vie à la retraite peut inclure une introspection sur ce qui apporte un véritable bonheur et épanouissement personnel. Cela peut aider à identifier les sources de joie et à éliminer ce qui ne contribue pas à cet état de bien-être.

16. Pratique de la gratitude : La pratique de la gratitude peut être un aspect important de la réflexion sur sa vie à la retraite. Prendre le temps de reconnaître et d'apprécier les moments significatifs, les relations profondes et les opportunités qui ont enrichi sa vie peut être source de joie et de satisfaction.

17. Évaluation des héritages : Les retraités peuvent également réfléchir sur le type de legs qu'ils souhaitent laisser derrière eux. Il peut s'agir de contributions à des œuvres de bienfaisance, de transmettre des connaissances et des compétences, ou de créer des souvenirs durables pour laisser un héritage significatif.

La réflexion sur sa vie à la retraite offre une opportunité de croissance personnelle, de renforcement des liens dans les relations, et d'exploration de nouvelles avenues pour le bonheur et la satisfaction. En embrassant cette période avec ouverture et curiosité, les retraités peuvent trouver une nouvelle profondeur et un nouveau sens à leur vie, ainsi que des occasions d'épanouissement personnel et de contribution significative.

Chapitre 27 : Vivre pleinement

Vivre pleinement est une aspiration universelle, et à la retraite, cela prend une signification particulière. Cela signifie s'épanouir dans tous les aspects de la vie, embrasser les expériences nouvelles et anciennes, et trouver un équilibre qui favorise le bonheur et la satisfaction. Pour vivre pleinement à la retraite, voici quelques éléments à considérer :

1. Exploration des passions : La retraite offre l'occasion d'explorer les passions longtemps négligées. Cela peut inclure des passe-temps, des activités artistiques, des voyages ou d'autres intérêts qui apportent une joie profonde et un sentiment d'accomplissement.

2. Engagement social : Vivre pleinement peut impliquer de cultiver des relations significatives, de participer à des activités communautaires et de s'engager dans des actions de bénévolat qui apportent un sentiment de connexion et de contribution.

3. Maintien d'un mode de vie sain : Cela peut inclure une alimentation équilibrée, des activités physiques régulières, ainsi que des pratiques de bien-être mental et émotionnel qui favorisent la santé à long terme.

4. Curiosité intellectuelle : Vivre pleinement implique de nourrir son esprit en poursuivant l'apprentissage tout au long de la vie. Cela peut se faire par le biais de la lecture, de l'exploration de nouvelles matières, ou de la participation à des activités qui stimulent l'intellect.

5. Acceptation et gratitude : Vivre pleinement à la retraite peut également impliquer de cultiver un état d'esprit de gratitude pour les expériences passées et présentes. Cela peut contribuer à une plus grande paix intérieure et à un sentiment de satisfaction.

En cultivant ces aspects de la vie à la retraite, il est possible de vivre pleinement, en tirant le meilleur parti de chaque jour et en créant une expérience de retraite riche et gratifiante. Cela peut favoriser un sentiment de plénitude, d'épanouissement et de bonheur durable à mesure que l'on avance dans cette nouvelle phase de la vie.

Le chapitre "Vivre pleinement pour les retraités" pourrait être approfondi en explorant diverses façons dont les retraités peuvent maximiser chaque aspect de leur vie pour obtenir une satisfaction et un épanouissement accrus.

6. Se lancer dans de nouvelles aventures : La retraite peut être une période d'exploration et de découverte. Des activités comme le camping, la randonnée, ou même des voyages dans des cultures inconnues peuvent revitaliser l'esprit et offrir de nouvelles perspectives.

7. Continuer de contribuer : Pour vivre pleinement, les retraités peuvent s'investir dans le mentorat des jeunes, le partage de connaissances professionnelles, ou s'engager dans des travaux bénévoles qui profitent aux autres et renforcent le sentiment d'utilité.

8. Se reconnecter avec la nature : La nature offre un espace infini pour la réflexion et la détente. Jardiner, observer les oiseaux, ou simplement se promener dans un parc peuvent être des moyens thérapeutiques pour se relier à l'environnement et trouver la paix.

9. S'adonner à l'art et à la culture : La retraite est le moment idéal pour assister à des concerts,

des expositions d'art, des pièces de théâtre, et s'immerger dans les diverses formes d'expression culturelle qui enrichissent l'esprit.

10. Éduquer et partager des expériences : Les retraités ont une mine de connaissances et d'expériences à partager. L'écriture, l'animation d'ateliers, ou l'engagement dans les organisations éducatives peuvent être des moyens d'influencer positivement les autres et de laisser un héritage durable.

11. Réinvention personnelle : Cette période de la vie peut être vue comme une chance de se redécouvrir et de se réinventer. Cela peut signifier adopter un nouveau look, essayer une nouvelle activité, ou embrasser une nouvelle philosophie de vie.

12. Créer et entretenir de nouvelles amitiés : Vivre pleinement à la retraite signifie aussi s'ouvrir à la création de nouvelles amitiés et à l'approfondissement des relations existantes, ce qui peut offrir un soutien, du réconfort et de la compagnie.

En se concentrant sur ces divers aspects, les retraités peuvent développer un sentiment de plénitude et d'accomplissement personnel. Vivre pleinement n'est pas seulement une question de faire plus, mais aussi de ressentir plus - de joie, d'amour, et de satisfaction dans les interactions quotidiennes et les réalisations personnelles.

Vivre pleinement sa retraite est un objectif éminemment personnel, dont la réalisation dépend de l'unicité de chaque individu, de ses valeurs, et de ses aspirations. Cependant, certains éléments clés peuvent contribuer à enrichir l'expérience de la retraite pour la plupart des individus :

**État d'esprit positif : ** L'attitude avec laquelle on approche la retraite peut déterminer son expérience. Aborder cette nouvelle phase avec optimisme et ouverture est essentiel. Accepter le changement comme une opportunité de croissance et non comme une perte est l'une des clés pour vivre pleinement.

**Bien-être physique : ** Une bonne santé est fondamentale pour profiter pleinement de sa retraite. Cela implique de rester actif à travers des exercices réguliers adaptés à ses capacités, de manger sainement et de suivre un bon régime de sommeil, ainsi que de tenir ses rendez-vous médicaux pour une surveillance préventive de sa santé.

**Bien-être mental et émotionnel : ** Prendre soin de sa santé mentale en pratiquant par exemple la méditation, en entretenant des passe-temps stimulants pour l'esprit, ou en recherchant des opportunités d'apprentissage continu maintient l'esprit vif et contribue à un sentiment de bien-être général.

**Connexions sociales : ** Construire et maintenir des relations sociales enrichissantes est crucial. La retraite peut être un excellent moment pour renforcer les liens familiaux, se connecter avec d'anciens collègues ou développer de nouvelles amitiés.

**Engagement dans la communauté : ** Participer à des activités volontaires, rejoindre des clubs ou des groupes locaux, ou assister à des événements communautaires peut apporter un sentiment d'appartenance et de but.

**Poursuivre la passion et la curiosité : ** Que cela soit à travers les voyages, l'art, la musique, ou l'apprentissage, poursuivre des intérêts personnels peut procurer de la joie et un sens de l'accomplissement.

**Flexibilité et adaptation : ** La retraite est souvent une période de changements et adopter une attitude flexible aide à ajuster ses plans et attentes en fonction des circonstances changeantes.

**Planification financière : ** Gérer ses ressources financières avec prudence permet de profiter pleinement des opportunités sans le stress des contraintes budgétaires.

**Temps pour soi : ** La retraite est l'occasion de consacrer du temps à des activités individuelles réfléchies - que ce soit la lecture, la méditation, ou les soins personnels.

**Laisser un héritage : ** Beaucoup trouvent une satisfaction dans la préparation de leur héritage, qu'il soit matériel, émotionnel, ou intellectuel, et travaillent à le façonner pendant leurs années de retraite.

En somme, vivre pleinement sa retraite consiste à harmoniser ses désirs personnels et ses capacités, en maintenant un équilibré entre le bien-être physique, émotionnel, intellectuel et social. C'est une période pour se réinvestir, redéfinir le quotidien et profiter des fruits de toute une vie de travail.

Chapitre 28 : Motivation du retraité

La motivation des retraités, comme celle des personnes de tout âge, peut provenir de sources variées et profondément personnelles. Ce qui motive un individu peut différer grandement d'un autre, mais certaines inspirations sont communes à de nombreux retraités et peuvent inclure les éléments suivants :

**Autonomie et Indépendance : ** Beaucoup de retraités trouvent une motivation renouvelée dans la perspective de vivre selon leurs propres termes, de gérer leur temps et de prendre des décisions sur le quotidien sans les contraintes d'une carrière à plein temps.

**Créativité et Expression Personnelle : ** La retraite offre l'opportunité de se pencher sur ses passions créatives, que ce soit par la peinture, l'écriture, la musique, ou d'autres formes d'art. Ceci est souvent une source de satisfaction immense et un puissant moteur motivant.

**Apprentissage Continu : ** La quête du savoir peut être infinie – de nouvelles langues, compétences, ou sujets d'étude offrent des défis stimulants et la satisfaction de l'accomplissement personnel.

**Santé et Bien-être : ** L'accent mis sur l'activité physique et la santé peut constituer une motivation importante, surtout lorsqu'il y a des buts spécifiques à atteindre, comme récupérer d'une blessure, améliorer sa condition physique, ou simplement rester actif et en forme.

**Engagement Social : ** Le désir de maintenir des connexions sociales et de créer des liens peut être une force motrice importante, incitant à rejoindre des clubs, des associations, ou à prendre part à des groupes d'intérêt.

**Contributions Communautaires : ** Le bénévolat et les activités de service communautaire offrent non seulement la possibilité de contribuer à la société, mais aussi de sentir que l'on a un but et un impact significatif.

**Connections Familiales : ** Renforcer les liens familiaux et passer du temps avec les enfants, les petits-enfants, ou d'autres membres de la famille peut être extrêmement gratifiant et motivant.

**Curiosité et Aventure : ** La retraite peut être vue comme un nouveau début, avec la promesse de l'exploration et de la découverte, que ce soit à travers les voyages, la découverte de nouvelles cultures ou la participation à des événements exclusifs pour les retraités.

**Planification et Organisation : ** Pour certains, la joie de la planification et de la réalisation de projets, qu'ils soient grands ou petits, de la rénovation d'une maison à l'organisation d'événements communautaires, peut être un puissant stimulant.

**Réalisation de Soi et Croissance Spirituelle : ** Beaucoup sont motivés par la recherche d'une signification plus profonde dans la vie, que ce soit à travers la religion, la spiritualité, la méditation, ou le développement personnel.

**Affirmation de Soi et Reconnaissance : ** Les opportunités d'utiliser leur expérience pour enseigner, conseiller ou influencer positivement les autres peuvent également être très motivantes et donner aux retraités un sentiment d'utilité.

**Ouverture aux Expériences Nouvelles : ** Enfin, la simple volonté d'être ouvert et réceptif à de nouvelles expériences peut motiver les retraités à sortir de leur zone de confort et à enrichir leur vie.

La motivation réside dans le désir de continuer à s'engager de manière significative avec le monde autour de soi, de poursuivre la croissance et l'épanouissement, et d'explorer le potentiel de ce que l'on peut encore accomplir et apprécier, quelle que soit l'étape de la vie.

La motivation chez le retraité peut être alimentée par des questions d'identité, de réalisation personnelle, et la recherche de nouvelles expériences enrichissantes post-carrière :

**Développement et Maintien de l'Identité : ** Les retraités peuvent être motivés par le désir de redéfinir leur propre identité au-delà de leur vie professionnelle. La retraite représente une période propice à la réflexion personnelle et à la redécouverte de soi-même.

**Accomplissement de Projets Personnels : ** Beaucoup de retraités ont des projets qu'ils ont reportés tout au long de leur vie active. Le temps libre devient une toile pour réaliser ces rêves longtemps différés, qu'il s'agisse d'écrire un livre, de construire un bateau, ou de cultiver un jardin extraordinaire.

**Nexus Social et Familial : ** L'épanouissement de la famille et la création de souvenirs partagés peuvent également être une source de motivation. Les retraités trouvent souvent de la joie et du but en tandis que patriarches ou matriarches, en offrant sagesse et soutien aux générations plus jeunes.

**Préservation et Amélioration de la Santé : ** À la retraite, la motivation peut venir du désir d'être en bonne santé pour profiter pleinement des années à venir. Participer à des cours de yoga, s'inscrire à des programmes de fitness pour seniors, ou simplement marcher quotidiennement sont des activités qui gardent l'esprit et le corps actifs.

**Exploration et Curiosité : ** La motivation peut venir de l'envie d'explorer de nouveaux horizons. Voyager peut étendre les perspectives et permettre des expériences immersives dans des environnements et cultures différents.

**Laisser une Trace : ** Les retraités peuvent être motivés par le désir de laisser un legs durable, que ce soit à travers la rédaction de leurs mémoires, le bénévolat dans des associations caritatives, ou le travail sur des problèmes de conservation ou des initiatives sociales.

**Recherche de Reconnaissance : ** Les retraités désirent souvent sentir que leur vie a de la valeur et que leur contribution est reconnue. Ils peuvent trouver de la motivation dans les occasions de partager leur expertise, que ce soit dans des rôles de conseil ou de mentorat.

**Établir un Nouveau Rythme de Vie : ** Trouver une nouvelle routine quotidienne satisfaisante peut être un objectif motivant, créant un équilibre entre relaxation et activité qui était souvent difficile à atteindre pendant les années de travail.

**Adaptabilité et Résilience : ** L'adaptation à une nouvelle phase de vie peut revitaliser le sens de la détermination personnelle. Les retraités sont souvent motivés par le défi de s'adapter à de nouvelles situations et de développer la résilience.

**Relations Intergénérationnelles : ** L'échange de savoir et d'expérience entre les générations peut être une source de satisfaction. Cela peut impliquer le tutorat, l'enseignement, ou simplement être un auditeur attentif pour les plus jeunes.

En fin de compte, la motivation du retraité dépend de l'individu, de ses valeurs et son histoire personnelle. Elle est alimentée par une combinaison de désir de croissance continue, de confort personnel, de satisfaction de la curiosité et du bonheur dans le rôle qu'il joue au sein de la société et de sa famille.

Chapitre 29 : Le Sports pour les retraités ?

Le sport et l'activité physique sont cruciaux pour les retraités, non seulement pour maintenir une bonne santé physique, mais également pour le bien-être mental et social. Alors que les individus vieillissent, il est important de choisir des sports et des exercices adaptés à leurs capacités et besoins. Voici une liste de sports et activités physiques appropriés pour les retraités :

1. **Marche : ** Simple, agréable et faible en impact, la marche est l'un des meilleurs sports pour les retraités. Cela peut être pratiqué presque partout et aide à maintenir la santé cardiovasculaire, la force des muscles et la clarté de l'esprit.

2. **Natation et Aquagym : ** L'eau soutient le corps et réduit le risque de blessures liées à l'effort, ce qui en fait une excellente option pour un entraînement complet du corps.

3. **Yoga : ** Le yoga renforce la souplesse, améliore l'équilibre et la force, réduit le stress, et peut être modifié pour tous les niveaux de forme physique.

4. **Tai Chi : ** Souvent décrit comme de la "méditation en mouvement", le Tai Chi est doux pour le corps tout en favorisant l'équilibre, la calme mental et la flexibilité.

5. **Golf : ** Le golf est une activité de faible intensité qui permet de passer du temps à l'extérieur et de maintenir la mobilité. Il offre également une opportunité sociale d'interagir avec d'autres joueurs.

6. **Cyclisme : ** Faire du vélo est une excellente forme d'exercice cardiovasculaire qui minimise l'impact sur les articulations. Il est également possible d'utiliser des vélos à assistance électrique pour alléger l'effort si nécessaire.

7. **Danse : ** La danse peut être un moyen amusant de rester actif et peut varier en intensité. Elle est aussi bénéfique pour la mémoire, l'équilibre et la coordination.

8. **Sports de raquette : ** Le tennis, le badminton et le ping-pong sont de bons sports pour travailler la coordination, la vitesse et la flexibilité, tout en étant adaptés aux besoins des joueurs plus âgés.

9. **Bowling : ** Le bowling favorise non seulement l'activité physique, mais est également l'occasion de rencontrer des gens et de profiter d'une compétition amicale.

10. **Musculation et Exercices de Resistance : ** L'entraînement avec des poids ou des bandes de résistance contribue au maintien de la masse musculaire, de la densité osseuse et de la force générale.

11. **Pilates : ** Le pilates améliore la force du noyau, la posture, la flexibilité et l'équilibre avec des risques minimes de blessures.

12. **Randonnée : ** Partir en randonnée est une belle façon de profiter de la nature tout en exerçant ses capacités cardiorespiratoires et musculaires.

13. **Jardinage :** Si cela peut surprendre, le jardinage est une forme physique d'activité qui implique de la flexion, du levage et de la marche, et est une façon paisible et productive de rester actif.

14. **Aviron ou Canoë :** Ces sports nautiques sont d'excellents exercices cardiovasculaires qui sollicitent également les muscles du haut du corps sans trop de pression sur les articulations.

Il est toujours conseillé aux retraités de consulter un professionnel de la santé avant de commencer tout nouveau régime d'exercices, en particulier s'ils ont des soucis de santé existants. L'objectif n'est pas la performance, mais le plaisir et le maintien d'une vie active et satisfaisante.

Le sport et l'activité physique apportent de nombreux bienfaits aux personnes retraitées, soutenant leur santé physique, mentale et émotionnelle. Voici quelques-uns des principaux avantages que le sport peut offrir aux retraités :

Santé Physique :

1. **Amélioration de la santé cardiovasculaire : ** L'exercice cardiovasculaire, comme la marche, la natation et le vélo, renforce le cœur, diminue la pression artérielle et réduit le risque de maladies cardiovasculaires.

2. **Renforcement des muscles et des os : ** Les activités telles que la musculation, le yoga et la danse aident à préserver la masse musculaire, la force et la densité osseuse, réduisant le risque de fractures et d'ostéoporose.

3. **Gestion du poids : ** L'activité physique régulière contribue à maintenir un poids santé, en aidant à brûler des calories et à réguler le métabolisme.

4. **Amélioration de la mobilité et de l'équilibre : ** Les sports et les exercices favorisent la flexibilité, l'agilité et l'équilibre, réduisant ainsi le risque de chutes et de blessures.

5. **Soutien à la santé articulaire : ** L'exercice aide à maintenir la flexibilité des articulations et à réduire la raideur, contribuant à atténuer les douleurs articulaires et les problèmes de mobilité.

Santé Mentale et Émotionnelle :

1. **Réduction du stress et de l'anxiété : ** L'exercice stimule la libération d'endorphines, les "hormones du bonheur", qui aident à soulager le stress et à améliorer l'humeur.

2. **Stimulation cognitive : ** L'activité physique favorise la santé du cerveau, améliore la concentration, la mémoire et la clarté mentale, et peut aider à réduire le risque de déclin cognitif.

3. **Maintien de la santé mentale : ** Le sport est associé à une réduction du risque de dépression et à l'amélioration de la confiance en soi et du bien-être émotionnel.

Sociale et Bien-être Général :

1. **Interaction sociale : ** Participer à des activités sportives, comme des cours de fitness en groupe ou des parties de golf, offre l'opportunité de rencontrer de nouvelles personnes, de renforcer les relations existantes et de maintenir une vie sociale active.

2. **Motivation quotidienne : ** Le sport peut donner un but et une motivation aidant à établir une routine quotidienne dynamique et satisfaisante.

3. **Qualité de vie améliorée : ** Les retraités qui font de l'exercice régulièrement ont tendance à se sentir plus énergiques, à mieux dormir, et à bénéficier d'une qualité de vie améliorée en général.

4. **Réalisation personnelle : ** L'accomplissement de défis sportifs, même modestes, apporte une satisfaction personnelle et renforce la confiance en soi.

Prévention des Maladies :

1. **Réduction du risque de maladies chroniques : ** L'activité physique régulière contribue à réduire le risque de maladies telles que le diabète de type 2, l'obésité, l'hypertension et diverses maladies cardiaques.

2. **Aide à la gestion des maladies existantes : ** Le sport peut aider à améliorer les symptômes de nombreuses maladies chroniques, telles que l'arthrite, en réduisant la douleur et en améliorant la mobilité.

3. **Longévité : ** Une vie active et en bonne santé est associée à une espérance de vie plus longue et à un vieillissement en meilleure santé.

En somme, le sport offre de multiples bienfaits aux retraités, favorisant une vie saine, heureuse et épanouie. Il est important de trouver des activités qui conviennent à chaque individu et de pratiquer régulièrement pour en récolter les bénéfices à long terme.

En plus des activités physiques mentionnées précédemment, il existe de nombreuses autres options de sports et d'activités adaptées aux personnes retraitées. Voici une liste de sports supplémentaires appropriés pour les retraités :

Sports et Activités Intérieures :

1. **Fitness en salle : ** Participer à des cours de fitness en groupe, tels que le "circuit training", le "strengthening" ou des séances de "cardio dance", permet de maintenir la forme tout en profitant de la dynamique de groupe.

2. **Piscine et Aquagym : ** La natation et l'aquagym sont des activités rafraîchissantes qui sollicitent l'ensemble du corps tout en minimisant l'impact sur les articulations.

3. **Pickleball : ** Cette combinaison de tennis, badminton et ping-pong offre un jeu de raquette adapté et amusant pour les personnes de tous âges.

4. **Musculation légère : ** L'utilisation de poids légers ou de machines de musculation sous la supervision d'un professionnel peut aider à maintenir la force musculaire et la densité osseuse.

5. **Gymnastique douce : ** Des cours de gymnastique axés sur la mobilité, l'équilibre et la coordination offrent des bienfaits pour la santé et le bien-être général.

Sports et Activités de Plein Air :

1. **Randonnée : ** Explorer des sentiers et des parcs offre une excellente occasion de rester actif en plein air tout en profitant de la nature.

2. **Pétanque : ** Mêler compétition amicale, socialisation et activité physique légère, la pétanque est appréciée par de nombreux retraités.

3. **Tir à l'arc : ** Le tir à l'arc est à la fois une activité physique et un défi mental, offrant la possibilité de participation à des compétitions à divers niveaux.

Danse et Arts Martiaux :

1. **Danse de Salon : ** Des danses comme le tango, la valse et le foxtrot offrent une activité sociale agréable qui renforce la coordination et l'équilibre.

2. **Arts martiaux doux : ** Des disciplines comme le tai chi, le qi gong ou le jujitsu doux offrent des bienfaits physiques et mentaux sans impact excessif sur le corps.

Sports d'Équipe :

1. **Balle Molle : ** Joué à un rythme moins intense que le baseball, le softball offre l'occasion de participer à des compétitions sportives tout en s'amusant.

2. **Volleyball assis : ** Adaptation du volleyball pour les personnes à mobilité réduite, cette activité favorise l'exercice et le renforcement musculaire.

Ces suggestions offrent une variété d'options pour les retraités qui souhaitent rester actifs et engagés tout en profitant des bienfaits du sport et de l'activité physique. Il est toujours conseillé de consulter un professionnel de la santé avant de commencer tout nouveau programme d'exercice, surtout pour les personnes ayant des problèmes de santé existants.

Chapitre 30 : Transmission du savoir faire

La transmission du savoir-faire en tant que personne retraitée est une occasion précieuse de partager des connaissances, des compétences et des expériences acquises tout au long d'une carrière. Voici d'autres moyens de s'engager dans cette transmission du savoir-faire :

Consultation et Conseil :

1. **Conseil professionnel : ** Offrir des services de consultation dans votre domaine d'expertise, que ce soit sur une base contractuelle ou informelle, permet de partager votre savoir-faire tout en apportant une valeur ajoutée à des entreprises ou organisations.

2. **Conseil aux Startups : ** Les jeunes entrepreneurs ont souvent besoin de conseils pratiques et stratégiques. Partager vos expériences et compétences en affaires peut aider à soutenir des entreprises émergentes.

Projets Collaboratifs :

1. **Projets intergénérationnels : ** Travailler sur des projets ou des initiatives qui impliquent des personnes de différents âges est une opportunité de partager votre expertise tout en échangeant avec une nouvelle génération.

2. **Équipes de projets spécifiques : ** Servir en tant que conseiller ou membre d'une équipe de projet dans votre domaine d'expertise permet de transmettre vos compétences tout en travaillant sur des initiatives innovantes.

Programmes d'Apprentissage :

1. **Formation en milieu de travail : ** Contribuer à la formation professionnelle des employés peut être une excellente manière de partager votre expérience pratique tout en améliorant les compétences d'une équipe.

2. **Programmes de mentorat : ** Participer à des programmes de mentorat formels ou informels permet de guider des individus dans le développement de compétences spécifiques ou dans leur progression professionnelle.

Représentation dans les Industries Éducatives :

1. **Interventions dans des conférences : ** Être un orateur invité lors de conférences, de forums ou de séminaires permet de partager vos connaissances avec un large public.

2. **Enseignement à temps partiel : ** Enseigner dans des écoles professionnelles, des centres de formation ou des programmes de reconversion professionnelle offre l'opportunité de transmettre des compétences de manière structurée.

Rédaction et Publications :

1. **Articles spécialisés : ** Contribuer à des revues professionnelles ou à des sites web dans votre domaine d'expertise permet de partager des idées, des pratiques exemplaires et des connaissances techniques.

2. **Littérature spécialisée : ** Écrire des livres, des manuels ou des guides pratiques sur des sujets qui reflètent votre expertise permet de transmettre de manière durable vos connaissances.

Enrichissement Culturel :

1. **Formation artistique : ** Transmettre des compétences artistiques ou artisanales telles que la musique, la peinture, la poterie ou la menuiserie peut être un moyen de partager des talents créatifs.

2. **Participations à des événements culturels : ** Participer à des événements communautaires ou culturels en partageant des démonstrations de savoir-faire traditionnel ou artisanal préserve et transmet vos compétences à d'autres.

La transmission du savoir-faire en tant que personne retraitée offre une opportunité exceptionnelle d'avoir un impact durable en partageant des connaissances et en guidant d'autres personnes. Par le biais de diverses interventions et engagements, les retraités peuvent continuer à influencer positivement la vie des autres tout en restant personnellement enrichis par leurs propres expériences.

De partager des connaissances, des compétences et des expériences accumulées au fil des ans. Voici quelques moyens de s'engager dans la transmission du savoir-faire en tant que retraité :

Mentorat et Tutorat :

1. **En milieu professionnel : ** Offrir du mentorat aux jeunes professionnels ou aux personnes dans des domaines où vous avez acquis de l'expérience peut être enrichissant. Cela peut se faire individuellement ou par le biais de programmes de mentorat formels.

2. **Dans la communauté : ** Enseigner des compétences professionnelles ou des conseils pratiques à des individus en transition de carrière, ou même aider des jeunes à se préparer à entrer sur le marché du travail, présente une occasion précieuse de transmission du savoir-faire.

Bénévolat :

1. **Enseignement : ** Servir de bénévole dans des écoles, centres communautaires ou organisations à but non lucratif offre l'occasion d'enseigner des compétences pratiques, artistiques ou techniques à un large éventail de personnes.

2. **Formations professionnelles : ** Offrir des formations ou des ateliers pratiques dans votre domaine d'expertise contribue à la formation et à l'employabilité des individus.

Écriture et Documentation :

1. **Rédaction de mémoires : ** Documenter vos propres expériences de vie et

professionnelles peut non seulement transmettre un savoir-faire, mais aussi offrir une perspective précieuse sur le passé.

2. **Écriture d'ouvrages didactiques : ** La rédaction de manuels, de guides pratiques ou de tutoriels dans votre domaine de spécialisation peut être une manière efficace de partager votre expertise avec les générations futures.

Leadership Associatif :

1. **Au sein d'organisations professionnelles : ** Servir en tant qu'expert-conseil ou membre du conseil d'administration d'organisations ou d'associations professionnelles permet de conseiller et de guider les membres sur la base de votre expérience.

2. **Leadership communautaire : ** Diriger des ateliers, des comités ou des initiatives locales qui enseignent des compétences spécifiques ou qui servent à améliorer la vie communautaire peut être particulièrement valorisant.

Cours et Conférences :

1. **Cours dans des établissements éducatifs : ** Enseigner dans des universités ou des institutions éducatives permet de diffuser son expertise dans des domaines académiques spécifiques.

2. **Conférences et séminaires : ** Donner des conférences ou animer des séminaires dans le cadre de colloques, de festivals, ou même de conférences en ligne, est une manière efficace de partager des connaissances spécialisées.

Programmes de Mentorat Professionnel :

S'engager dans des programmes de mentorat professionnel qui mettent en relation des professionnels plus âgés avec des jeunes professionnels ou étudiants dans des domaines spécifiques.

La transmission du savoir-faire en tant que retraité peut revêtir de nombreuses formes et offre l'opportunité de laisser un héritage précieux en partageant ses connaissances et ses compétences avec les autres. Cela permet non seulement d'aider la prochaine génération à prospérer, mais aide également à rester engagé et valorisé après la retraite.

Le travail à temps partiel pour les personnes retraitées peut être une opportunité enrichissante qui offre un équilibre entre une vie active et le temps de loisirs. Voici quelques avantages et considérations liés au travail à temps partiel pour les retraités :

Avantages du Travail à Temps Partiel :

1. **Source de Revenus Supplémentaires : ** Le travail à temps partiel peut générer un revenu complémentaire permettant de soutenir un mode de vie, des dépenses supplémentaires ou des projets personnels.

2. **Stimulation Mentale et Sociale : ** Le fait de travailler, même à temps partiel, offre une

stimulation mentale et sociale qui peut contribuer au bien-être et à la satisfaction personnelle.

3. **Transition en Douceur : ** Pour certains retraités, le passage à une vie complètement sans travail peut être abrupt. Le travail à temps partiel peut offrir une transition en douceur vers la retraite complète.

4. **Utilisation des Compétences : ** Travailler à temps partiel peut permettre de continuer à utiliser des compétences acquises tout au long d'une carrière professionnelle, offrant une contribution précieuse à un employeur.

Flexibilité et Équilibre :

1. **Temps Libre : ** Le travail à temps partiel offre la possibilité de continuer à profiter de temps libre pour des activités et des loisirs.

2. **Temps de Repos : ** Il permet également de maintenir un équilibre entre le travail et le repos, ce qui est spécialement important à mesure que l'on vieillit.

Options de Travail Adaptées :

1. **Horaires Flexibles : ** De nombreux emplois à temps partiel offrent une certaine flexibilité quant aux heures de travail, ce qui est idéal pour ceux qui souhaitent ménager un équilibre entre travail et autres engagements.

2. **Opportunités Particulières : ** Certains emplois à temps partiel peuvent être spécifiquement conçus pour les retraités, offrant des tâches adaptées et des environnements de travail plus favorables.

Considérations Importantes :

1. **Impact sur les Prestations de Retraite : ** Pour certains, le revenu tiré du travail à temps partiel peut impacter les prestations de retraite, il est donc important de vérifier auprès d'un conseiller financier ou des organismes concernés.

2. **Santé et Bien-être : ** Il est crucial de trouver un équilibre pour éviter le surmenage et préserver sa santé physique et mentale.

3. **Objectifs Personnels : ** Les retraités doivent réfléchir à leurs objectifs personnels, à ce qu'ils veulent retirer de cette période de vie et analyser comment le travail à temps partiel peut s'intégrer à ces objectifs.

Types d'Emplois à Temps Partiel Adaptés aux Retraités :

1. **Consultant ou Conseiller : ** Offrir des conseils ou des services de consultation dans son domaine d'expertise.

2. **Employé de Commerce de Détail : ** De nombreuses entreprises de détail cherchent des employés à temps partiel ayant de l'expérience.

3. **Tuteur ou Professeur Particulier : ** Enseigner ou aider des élèves dans des matières où

l'on est compétent.

4. **Travail en Bibliothèque ou Dans un Musée : ** Ces environnements offrent souvent des postes à temps partiel adaptés aux retraités.

5. **Emplois Administratifs : ** Des postes de secrétaire, d'assistant administratif ou de réceptionniste peuvent être disponibles à temps partiel.

Travailler à temps partiel lors de la retraite offre une variété d'avantages, de flexibilité et d'opportunités pour rester actif tout en jouissant d'une vie équilibrée. Cependant, il est essentiel de bien réfléchir à ses objectifs personnels, à sa santé et à ses besoins financiers avant de s'engager dans un tel emploi.

Donner des conférences sur des plateformes telles que Zoom est une excellente manière pour les retraités de partager leurs connaissances, leurs expériences et leur expertise. Voici quelques étapes à suivre si vous envisagez de donner des conférences sur Zoom en tant que retraité :

Identifier Votre Domaine d'Expertise :

1. **Cherchez Vos Passions : ** Identifiez les sujets pour lesquels vous êtes passionné et avez de l'expérience, que ce soit professionnellement, personnellement ou dans des domaines de loisirs.

2. **Savoir-faire Acquis : ** Passez en revue vos compétences, vos connaissances et votre expérience pour déterminer les domaines dans lesquels vous seriez en mesure de donner des conférences intéressantes et instructive.

Planifier Votre Contenu :

1. **Déterminez Votre Public-Cible : ** Identifiez le groupe démographique que vous visez, qu'il s'agisse de jeunes professionnels, d'étudiants, ou d'autres retraités intéressés par vos sujets.

2. **Contenu Pertinent : ** Préparez un contenu informatif et engageant, avec un équilibre entre idées novatrices et expériences pratiques.

Rechercher des Opportunités :

1. **Communautés Virtuelles : ** Explorez les groupes communautaires en ligne, les forums ou les réseaux sociaux pour déterminer quels sujets suscitent l'intérêt et comment vous pouvez contribuer.

2. **Organismes Associatifs : ** Contactez des clubs, des associations, des groupes de loisirs, ou des centres communautaires pour offrir vos services.

Utiliser les Outils Numériques :

1. **Maîtrise de Zoom : ** Familiarisez-vous avec la plateforme Zoom, son fonctionnement, la création de réunions, le partage d'écran, etc.

2. **Présentations Visuelles : ** Préparez des présentations visuelles attractives pour accompagner vos conférences et engagez votre audience.

Promotion et Communication :

1. **Créer des Événements : ** Utilisez les réseaux sociaux, les listes de diffusion et d'autres canaux en ligne pour annoncer vos conférences à venir.

2. **Collaborations Possibles : ** Collaborez avec d'autres conférenciers, associations ou institutions pour promouvoir mutuellement vos événements.

Considérations Techniques :

1. **Équipement Adéquat : ** Assurez-vous de disposer d'un équipement adéquat, y compris une caméra web, un microphone de qualité et une connexion internet stable.

2. **Tests Préalables : ** Faites des tests préalables de votre matériel et de la plateforme Zoom pour vous assurer que tout fonctionne correctement avant votre conférence.

Engagement avec l'Audience :

1. **Interaction : ** Encouragez l'interaction avec l'audience en posant des questions, en répondant aux commentaires et en lançant des discussions.

2. **Encouragement des Retours : ** Encouragez les retours et les commentaires pour améliorer vos conférences à l'avenir.

Donner des conférences sur Zoom en tant que retraité peut être une activité enrichissante, vous permettant de partager vos connaissances et de continuer à apprendre tout en restant socialement engagé. Assurez-vous de planifier, de promouvoir et d'interagir de manière proactive avec votre public pour que vos conférences soient stimulantes et mémorables.

Faire des conférences de temps en temps sur des plateformes en tant que retraité est une excellente occasion de partager vos connaissances, vos expériences et vos idées avec un public intéressé. Voici quelques points clés à considérer si vous envisagez de donner des conférences occasionnelles en ligne en tant que retraité :

Choisissez un Sujet Pertinent :

- Identifiez un sujet sur lequel vous pouvez parler avec passion et expertise. Que ce soit lié à votre carrière précédente, à un passe-temps ou à une expérience de vie particulière, choisissez un domaine qui vous passionne.

Déterminez Votre Public-Cible :

- Songez à votre audience idéale. Est-ce que vous aimeriez vous adresser à des jeunes professionnels, d'autres retraités, des étudiants ou un public plus diversifié ? La compréhension de votre public vous aidera à adapter votre discours en conséquence.

Utilisez des Plateformes de Conférence en Ligne :

- Choisissez une plateforme de conférence en ligne telle que Zoom, Webex, Google Meet, ou une plateforme similaire pour héberger et diffuser votre conférence. Assurez-vous d'explorer les fonctionnalités offertes par ces plateformes pour optimiser l'expérience de votre audience.

Élaborez Votre Contenu et Votre Présentation :

- Préparez du contenu informatif et engageant. Utilisez des présentations visuelles, des vidéos ou des démonstrations si appropriées pour illustrer vos points.

Promouvez Votre Conférence :

- Utilisez les médias sociaux, les listes de diffusion, les groupes en ligne, les forums ou d'autres canaux pour promouvoir votre conférence. Annoncez la date, l'heure et le contenu de votre conférence pour attirer l'attention de votre public cible.

Planifiez l'Engagement avec Votre Audience :

- Prévoyez des moments pour des questions-réponses, des sondages interactifs, ou des discussions pour encourager l'engagement de votre public pendant la conférence.

Collaboration Éventuelle avec d'Autres Intervenants :

- Envisagez d'inviter d'autres conférenciers, experts ou intervenants pour une conférence conjointe, ce qui peut apporter une nouvelle perspective et un intérêt supplémentaire à votre public.

Rétroaction et Amélioration Continue :

- Encouragez les retours et les commentaires après vos conférences pour identifier les points forts et les domaines à améliorer. Utilisez ces retours pour affiner et améliorer vos futures présentations.

Gérez les Aspects Techniques :

- Assurez-vous de disposer du matériel technique nécessaire pour une expérience fluide : une connexion internet stable, un micro de qualité, et une webcam fonctionnelle.

En proposant des conférences occasionnelles en ligne, vous pourrez partager vos connaissances tout en demeurant socialement actif et en continuant à apprendre vous-même. Cela peut aussi offrir une occasion de connecter avec un public diversifié et d'inspirer d'autres personnes avec vos récits et votre expertise.

Conclusion

Réussir sa retraite est un objectif important pour de nombreuses personnes. Cela peut impliquer une planification financière solide, la recherche de passe-temps enrichissants, le maintien de bonnes relations sociales, et la prise en compte de sa santé physique et mentale. Il est conseillé de commencer à planifier sa retraite le plus tôt possible pour être mieux préparé financièrement et pour pouvoir profiter pleinement de cette période de la vie.

Le chapitre "Vivre pleinement pour les retraités" pourrait être approfondi en explorant diverses façons dont les retraités peuvent maximiser chaque aspect de leur vie pour obtenir une satisfaction et un épanouissement accrus.

1. Se lancer dans de nouvelles aventures : La retraite peut être une période d'exploration et de découverte. Des activités comme le camping, la randonnée, ou même des voyages dans des cultures inconnues peuvent revitaliser l'esprit et offrir de nouvelles perspectives.

2. Continuer de contribuer : Pour vivre pleinement, les retraités peuvent s'investir dans le mentorat des jeunes, le partage de connaissances professionnelles, ou s'engager dans des travaux bénévoles qui profitent aux autres et renforcent le sentiment d'utilité.

3. Se reconnecter avec la nature : La nature offre un espace infini pour la réflexion et la détente. Jardiner, observer les oiseaux, ou simplement se promener dans un parc peuvent être des moyens thérapeutiques pour se relier à l'environnement et trouver la paix.

4. S'adonner à l'art et à la culture : La retraite est le moment idéal pour assister à des concerts, des expositions d'art, des pièces de théâtre, et s'immerger dans les diverses formes d'expression culturelle qui enrichissent l'esprit.

5. Éduquer et partager des expériences : Les retraités ont une mine de connaissances et d'expériences à partager. L'écriture, l'animation d'ateliers, ou l'engagement dans les organisations éducatives peuvent être des moyens d'influencer positivement les autres et de laisser un héritage durable.

6. Réinvention personnelle : Cette période de la vie peut être vue comme une chance de se redécouvrir et de se réinventer. Cela peut signifier adopter un nouveau look, essayer une nouvelle activité, ou embrasser une nouvelle philosophie de vie.

7. Créer et entretenir de nouvelles amitiés : Vivre pleinement à la retraite signifie aussi s'ouvrir à la création de nouvelles amitiés et à l'approfondissement des relations existantes, ce qui peut offrir un soutien, du réconfort et de la compagnie.

En se concentrant sur ces divers aspects, les retraités peuvent développer un sentiment de plénitude et d'accomplissement personnel. Vivre pleinement n'est pas seulement une question de faire plus, mais aussi de ressentir plus - de joie, d'amour, et de satisfaction dans les interactions quotidiennes et les réalisations personnelles.

Biographie :

Nom : Madiop Auguste DIALLO

Madiop Auguste DIALLO est un ingénieur en informatique franco sénégalais passionné de technologie et de littérature. Diplômé de l'École SUPINFO INTERNATIONAL UNIVERSITY DE PARIS avec une spécialisation en génie logiciel.

Passionné par la polyvalence des langues, Auguste est trilingue, maîtrisant le français, l'anglais, et le wolof sa langue natale. Il utilise cette compétence dans son travail pour construire des ponts entre les différentes équipes internationales,

Outre son expertise technique, Auguste consacre son temps libre à apprendre de nouvelles langues et à explorer la linguistique comparative. Cette passion lui permet de s'immerger dans des cultures diverses et d'intégrer ces expériences dans ses approches de résolution de problèmes informatiques.

Aujourd'hui, Auguste continue de s'investir dans le développement de solutions qui élargissent les horizons du livre électronique, tout en préparant un recueil de nouvelles inspirées par les histoires cachées derrière les algorithmes qu'il côtoie au quotidien. Sa vie est une tapisserie riche où se mêlent les fils de la prose et ceux des codes informatiques, tous deux tissés avec une passion égale et débordante.